子どもに薬を飲ませる前に読む本

山田　真

講談社

健康ライブラリー
スペシャル

子どもに薬を飲ませる前に読む本　もくじ

第3章

かぜの薬について知っておきたいこと

第4章

抗生物質と抗ウイルス薬について知っておきたいこと 105

第5章
子どもがよくかかる病気の薬について知っておきたいこと

子どもに薬を飲ませる前に読む本

装幀　若山嘉代子（L'espace）
装画　武政諒
本文イラスト　ｍａｔｓｕ（マツモト ナオコ）
本文図版　さくら工芸社
長橋誓子

まえがき

これから、「子どもと薬」というテーマでお話しするわけですが、まずみなさんに質問してみることにしましょう。

薬ってなんのために使うのですか。

「えーっ、そんなことわかりきってるじゃない」というあなた、そのわかりきっていることを答えてみて下さい。

「そりゃあ、病気を治すためでしょ」

そうでしょう、そうでしょう。たいていの人はそう答えるものですから、あなたも〝たいていの人〟のうちの一人だったというわけです。安心しましたか。いや、なんだかほめられたのかけなされたのかわからない変な気分がするというのでしたら、その変な気分が正解なのです。

薬はたしかに、病気を治すものだと思われています。しかし、実際のところ、病気を治す薬はとても少なく、病気によって起こった症状をやわらげる効果しかない薬がほとんどなのです。

特に子どもがかかる病気の場合、大半は自然に治ってくれます。だから周りの大人に「子どもが高熱でふーふーいっていてもオロオロせずじっくり待っていられる」という気持ちがありさえすれば、薬を使わないですむことが多いのです。

もちろんじっくり待っていてもよくならない病気や、じっくり待っていたらこじれて大変なことになる可能性のある病気もありますが、そういうケースはまれだということです。

しかし、世の中の〝薬信仰〟は相当なもので、薬を飲まなければ病気は治せないと思っている人もたくさんいますし、また病院へ行って強い薬をもらえばかぜなんて一日で治ると思っている人も少なくありません。

診察をした後「この程度の状態なら薬はいりません」とぼくが言った場合、「薬なしでよかった」と歓迎する人は少なく、「えーっ、薬なしなの。なんのために病院に来たかわからないじゃないの」と不満に思う人が多いというのが現実です。やはり、まだ世間では〝薬の真実〟がよく知られていないのですね。

そこで、薬について、みなさんと一緒に基礎的なことから勉強しなおしてみようというのがこの本の主旨です。

最初に、日本ではどうして「薬漬け」といわれるほどたくさんの薬が使われるのかということを考えてみます。次に薬についての基礎知識といったことを紹介します。その後いろいろな病気、いろいろな症状に対してどんな薬を使うのか、その薬はどんな働きをしているのかといったことを勉強します。

この本は薬を主題にした本ですから、薬についてだけふれればいいということになるかもしれませんが、病気についてもある程度理解していなければ、薬について理解することもむずかしいと思います。そこで、病気についてもなるべく簡潔にしかし要点はおさえてお話ししておくことにしました。

この本の構成はそんなふうになっています。

それでは薬についての勉強を始めることにしましょう。

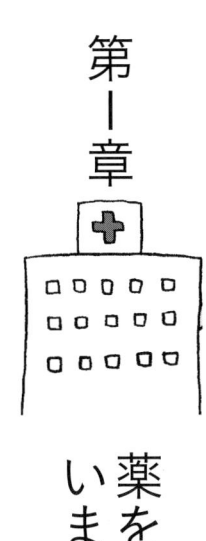

第1章

薬を飲ませすぎていませんか?

日本には3万種類の薬がある

まず、日本で薬がどんなふうに使われているか、その基本的なことについて勉強しておきましょう。

最初に、諸外国にくらべて日本ではとても多くの種類の薬が使われていることを知っておいて下さい。

患者さんの中には「医者だったら世の中にある薬のすべてについて知識を持っているはずだ」と思っている人もいますが、それは大変なまちがいです。どんな医者でも、膨大な数の薬のうちほんの一部分について知っているにすぎません。

ぼくの手もとに『日本医薬品集』(じほう発行)という2900ページ以上もある部厚い本がありますが、この本にのっている薬の数は約1万8000です。1万8000種類もある薬について全部知っているなどという神業は誰にもできないでしょう。しかもこの『日本医薬品集』は〝医療薬編〟で、他にもう一冊〝一般薬編〟があり、これには1万3000種類の薬がのっています。

合計すると、なんと3万種類以上で、こんなにたくさんの薬が必要なのかなと思ってしまいますが、そのことについては後でお話しします。

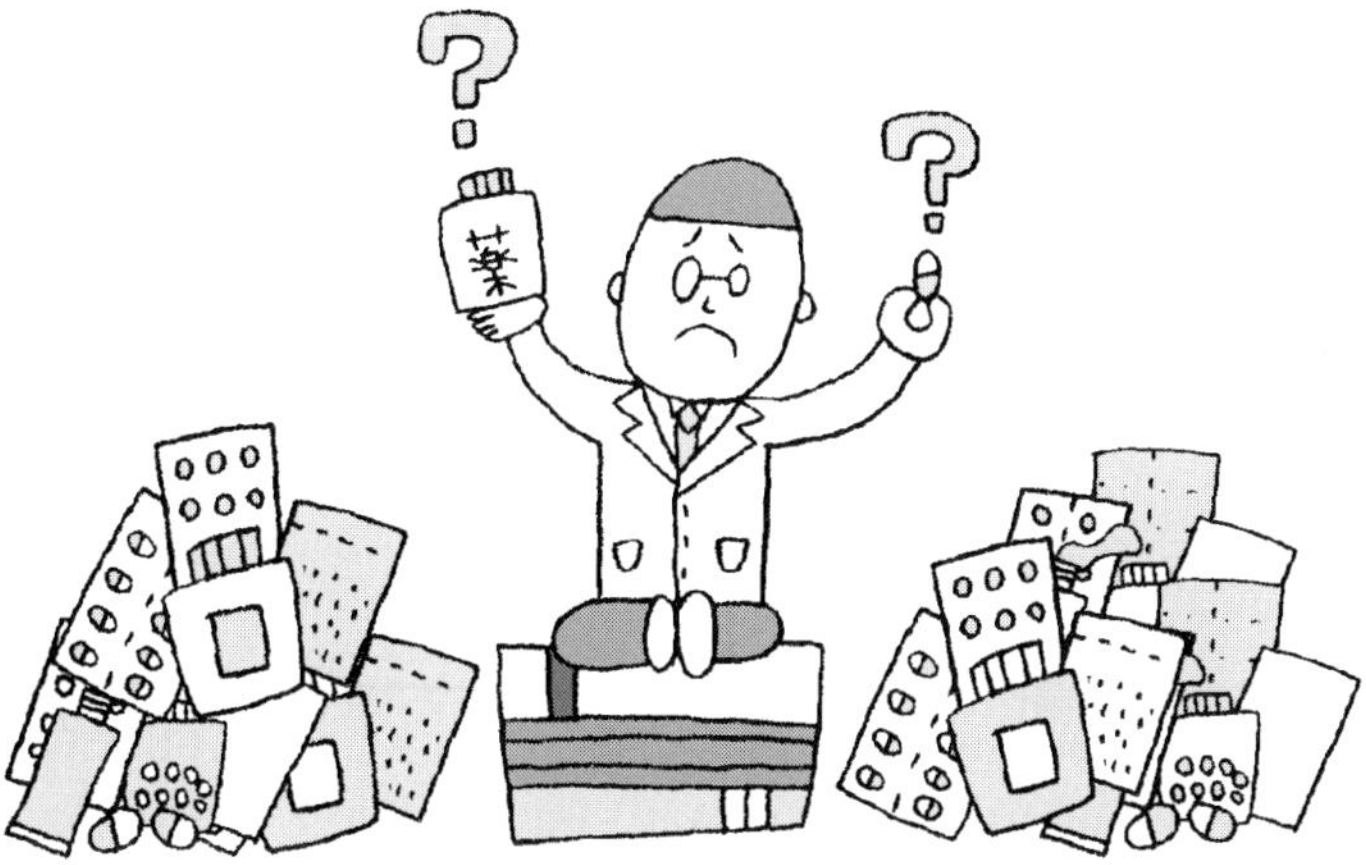

医者も薬のすべては覚えられない

医療薬と一般薬

ここで、医療薬と一般薬という言葉が出てきましたが、まずこの言葉の説明から始めます。医療薬は、正しくは医療用医薬品あるいは処方薬といいます。一般薬は、正しくは一般用医薬品あるいは大衆薬といいます。

もう少しくわしく説明しましょう。医療薬は、病院、診療所などへ行ってお医者さんの診察を受けた後、出される薬です。一般薬のほうは薬屋さんで販売されている薬です。

医療機関の場合、お医者さんは患者さんの状態にあわせて医療薬の中から薬を選び処方箋を書きます。そして患者さんは薬を受けとるわけですが、病院や診療所の窓口で薬を受けとることもあれば、処方箋を持って薬局へ行き、そこで受けとる場合もあります。

ぼくが医者になった頃は、病院や診療所など、医療機関で診察を受けるとその同じ医療機関の窓口で薬ももらうといった方式がほとんどでしたが、今は医療機関で診察を受けて処方箋をもらい、それを薬局に持っていって薬をもらうという形が多くなっています。これは医薬分業と呼ばれます。国はこれまで医薬分業を推進しようとしてきましたが、それは「医者が薬でもうける」ことを阻止するためでした。

なんだか話が〝医療体制〟〝医療問題〟という方向へ行ってしまいましたが、こういう話をみなさんが耳にする機会も少ないでしょうし、本当は知っておくべきことだとも思いますので少しお話しします。

薬の乱用が起こるわけ

日本にはこれまで世界でも有数のすぐれた健康保険制度があって、国民のほとんどがいつでも自分の好きな医療機関で安価に医療を受けられています。これはすばらしいことですが、一方で「ちょっとした症状でも簡単に診察を受ける」という傾向も生んでしまいました。

最近、「大したことがない症状しかないのにコンビニに行くような感覚で気軽に病院を受診する」状態がコンビニ受診と呼ばれていますが、これが日本の医療の一つの特徴にもなってしまったようです。

一方、医者の側では「患者さんをたくさん診察すればするほど利益が上がる」「薬をたくさん出せば出すほど利益が上がり、検査をたくさんすればするほど利益が上がる」という日本の医療制度の中で、乱診乱療という言葉で批判がされるような状況を生み出してしまいました。

患者さんをたくさんみて薬や検査を多くすればそれに比例して利益が上がるのは、出来高払い方式という支払い方式が日本ではずっと行われてきたからです。出来高払い方式に対して包括方式という方式もあって日本でも一部に取り入れられているのですが、この2つについて解説しましょう。

出来高払い方式というのは、医者が診療を行ってかかった経費について請求するとまるごと支払いを受けられる方式です。診療を行うと、まず診察料がかかり、その他に薬を使えば薬の代金、検査を行えば検査料が経費となります。これらの経費の合計を医者が保険組合に請求すると、それがまるごと保険組合から支払われるのです（実際に請求するのは、患者さんが窓口で支払った分である一部負担金を差し引いた額です）。

この場合、薬を1種類使うごとに差額収入があり、検査を1種類行うごとに差額収入が医者に入ります。つまり、薬を1種類使えばそれについて医療機関に儲けがあり、検査を1種類行えばそれについて儲けがあるわけで、薬をたくさん使えばそれに比例して儲けも多くなり、検査をたくさんすればそれに比例して儲けが多くなるのです。

なんだか品のない話になっていますが、日本の医療の問題点についての話をもう少し続けましょう。

医者が「薬を出すことで収入が得られる」ということだと必然的にたくさん薬を出すのではないか、それを防ぐべきだということで行われるようになったのが先ほどもお話ししたように医薬分業という制度でした。

医者は処方箋を書くだけで、患者さんはその処方箋を持って病院の外にある薬局へ行き、そこで薬をもらうというやりかたです。この方式にすれば医者は薬を出すことで利益を得ることができませんから、不必要に多種類の薬を出すことなどないはずでした。しかし実際にはこの制度も薬の乱用を食い止めることにはならなかったのです。

それは、多くの医療機関がすぐ近くに自分の息のかかった薬局を作ってしまったからです。これは門前薬局といわれるのですが、表面上、医療機関と薬局は別経営になっているものの両者は利益共同体のようになっていて、薬局で得られる利益が医療機関の方へ還元されるような仕組みになっているのです。

その結果、「医療機関が直接自分のところでは薬は出さず、処方箋を書いて薬局で薬を受け取ってもらう」方式にしてみても、医者が処方する薬の種類は減らないということになってしまいました。

というわけで、出来高払い方式は薬がたくさん使われるという状況を作り出してきました。

日本人は薬や検査が好き？

出来高払い方式の欠点を改めようということで考えられたのが、包括方式という支払い方式です。これはわかりやすく説明するのがむずかしいのですが、がんばって説明してみましょう。

たとえば、子どもがかぜで病院にかかる時、１日につきどのくらい医療費がかかっているか、その平均を計算します。１人２０００円くらいかかっていることがわかったら、小児科医に対してはかぜの子どもを１人診察するたびに１８００円を支払うことにします。

小児科医が薬も出さず検査もせず、のどを見たり聴診器を当てたりしただけでも１８００円の収入が得られます。

一方、いろいろ検査をし、たくさんの薬を出しても得られる収入は1800円で、こちらの場合は薬の仕入れ値、検査に要する費用をさしひかねばなりませんから、実質の収入は500円になってしまうこともあります。

そうすると医者はなるべく薬を出さずなるべく検査をしないで診療した方が収入が上がるわけなので、薬や検査を減らすことが期待されます。

ただ現在の日本の状況ですと、薬が少なく検査もあまりしない医者のところには患者さんが集まりにくく（つまり、人気がないということです）、薬が多く検査もたくさんする医者の方に患者さんがたくさん来るという傾向があります。

お客さんである患者さんが多いのが第一という医者が多いので、包括方式をとっても、あまり薬や検査の減少が見られないようです。

さらに、薬の乱用に拍車をかけているものに乳幼児医療の無料化ということがあるのも残念なことです。

子どもの医療費が無料化されること自体はもちろん望ましいことで、地域によっては中学生まで無料化されているところもあり、とりわけからだの弱い子どもを持つ家庭にとって大きな恩恵になっています。しかし一方で、「気軽に病院へ行ける」という風潮を生み出し、ちょっとした鼻水、少々便がゆるいといった程度でも病院へ子どもを連れていくといったことが当たり前になっています。

いつでも気軽に医療が受けられるという日本の医療のアクセスの良さが逆に医療の受けすぎという弊害を作り出してしまったわけです。

そして受診の回数が増えれば当然、薬の使用量も多くなります。日本では病院へ行くことと薬をもらうことがほぼイコールでつながってしまうこともあって、不必要な受診が不必要な薬を使用することに結びつくのです。

少しわかりにくい言い方になったと思うので、解説を加えましょう。

病院は薬をもらうところ!?

本来、病院へ行くことと薬をもらうことはイコールでつながらないはずなのです。

そもそも病院へ行くのはなんのためでしょうか。健康診断のようなものを除けば、ふつうはなにかの症状があって病気かどうか心配だから病院へ行くわけでしょう。病院では診断がされますが、その結果、病気と判断されることもあれば病気ではないから心配いらないと判断されることもあります。病気でないと判断されれば、当然薬は出ません。

さらに、病気だと診断された場合も必ずしも薬が必要なわけではありません。たしかに病気だけれど薬を飲まなくても自然に治る病気だから薬がいらないという場合もありますし、病気だけれど薬を飲むほどの病気ではないという場合もあります。

また、症状はあるけれど、その症状を治さなくともからだに大して害はなく、またその症状をおさえるよい薬がないという場合もあります。この場合は薬を使うのは無駄なことで、使う必要がありません。

こんなふうに薬がいらないケースはいろいろあり、特に子どもの場合、薬を飲まなくても自然に治る病気であったり、ほうっておいてもどうもならないような症状であったりすることが多いのです。

だから診察だけで薬なしということも少なくないはずなのですが、どうも「病院へ行ったら薬をもらって帰るもの」と思っている人が多く、「お薬はいりませんよ」とぼくが言うと「えー、おみやげなしなの」という顔をされることがよくあるのです。医者の側も薬を出すのが当たり前になっていて、薬を飲む必要がなさそうな子どもにも〝副作用もないが効き目もはっきりしない薬〟をつい出してしまったりするようです。

「重大な病気かどうか判断してもらいたくて病院へ連れて行ったんです。軽い病気だったらお薬はいらなかったんですが、ただのかぜという診断でたくさんお薬を出されてしまいました。子どもに飲ませたくないんですが、この薬どうしましょうか」といった相談の電話がよくかかってきます。

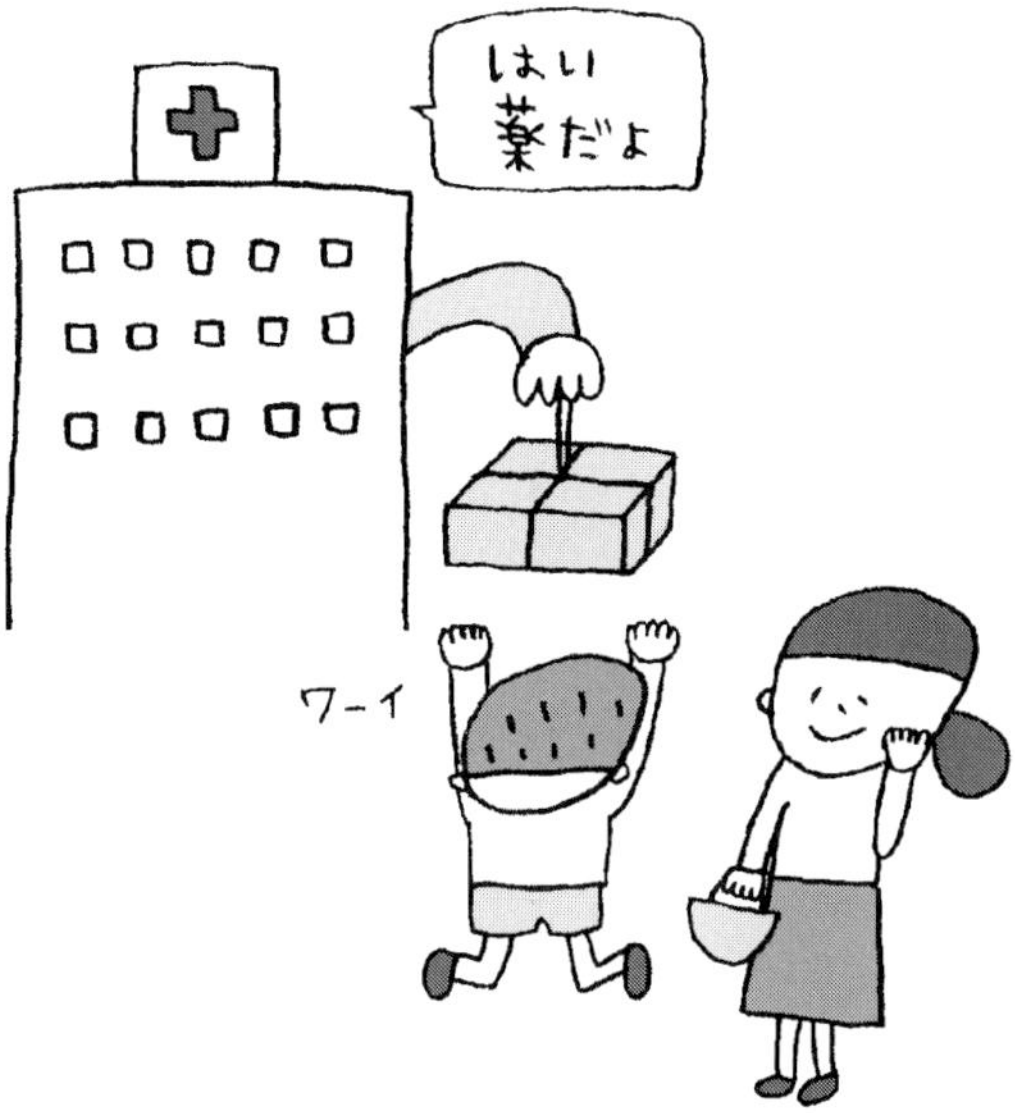

薬は病院へ行くともらえるおみやげ？

「薬はいらないから診断だけしてほしい」と、患者さんの側から医者に言うのはとても勇気のいることですし、勇気を出してそう言ったとしても「いやいや、薬は飲まなくてはいけませんよ」と言って薬を出してしまうお医者さんも少なくないようです。

不必要な薬は使わない、効き目のはっきりしない薬は使わないという方向で医者は努力する必要があると思いますし、患者さんの側も医者に「薬を下さい」と要求しないようにしてほしいものです。

ここまで、薬が乱用されている日本の現状についてお話ししてきましたが、薬が乱用されるとどんな問題が起こるのかをちょっとお話ししておきます。

薬をたくさん飲むことでからだにどんな影響があるかは目に見えません。しかし、たとえば乳幼児期に抗生物質をたくさん飲むと、後年ぜんそくなどアレルギー性の病気になる率がいくらか高くなるといったことが報告されていますから、どんな薬にしても不必要なものは使わない、必要なものだけを使うということを原則にすべきと思います。

加えて、薬の乱用はなによりも医療費として経済的な損失につながります。医療費の増大が国家レベルで問題になっている今、薬の乱用は改められるべきです。

また、薬を乱用することは人間の自然治癒力を妨げるように思われます。例えば副腎皮質ホルモンを長期、大量に使っていると、自分のからだの副腎から出てくるホルモンの量が少なくなってくることが知られています。薬を減らすことで、自然治癒力が高まることが期待されるのです。

この本では、効き目のはっきりしない薬については「効かないから不必要」、効き目はあるけれどそれを上回る副作用を起こす可能性のある薬については「危険だから不必要」とはっきり書くことにしました。そういうことをみなさんに理解してもらって日本での薬の使用量を減らしたいと思っているのです。

第2章

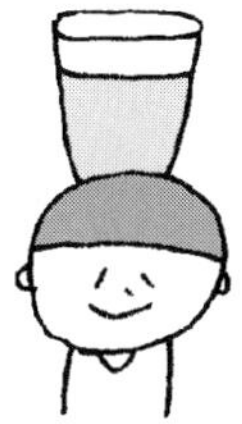

子どもの薬の基礎知識

薬のいろいろな形

　ではまず、薬についての基礎的な勉強をすることから始めましょう。

　ぼくたちは病気になった時、あるいは病気の予防のために薬を使いますが、薬といってもいろいろな形のものがありますね。飲み薬もあればぬり薬もあり、注射薬などというものもあります。

　どうしてこんなにいろいろな形があるのかということをまず説明しておきましょう。もっともふつうに使われるのは口から飲む飲み薬ですが、「飲んだ薬はからだの中でどうなるのか」ということから勉強してみましょう。

　図1を見て下さい。口から入った薬は食道、胃、十二指腸を順々に通過し、小腸に入ります。ここで小腸を通過して大腸の方へ行く部分もありますが大部分は小腸で吸収され、小腸内にはりめぐらされた血管の中へ入っていきます。

　血管は肝臓につながっていて、吸収された薬は肝臓へ送られます。肝臓で薬の一部分は胆汁とともに体外へ排出されますが、一部分は血管を通って心臓へ運ばれ、そこからまた血管を通って全身に運ばれていくわけです。

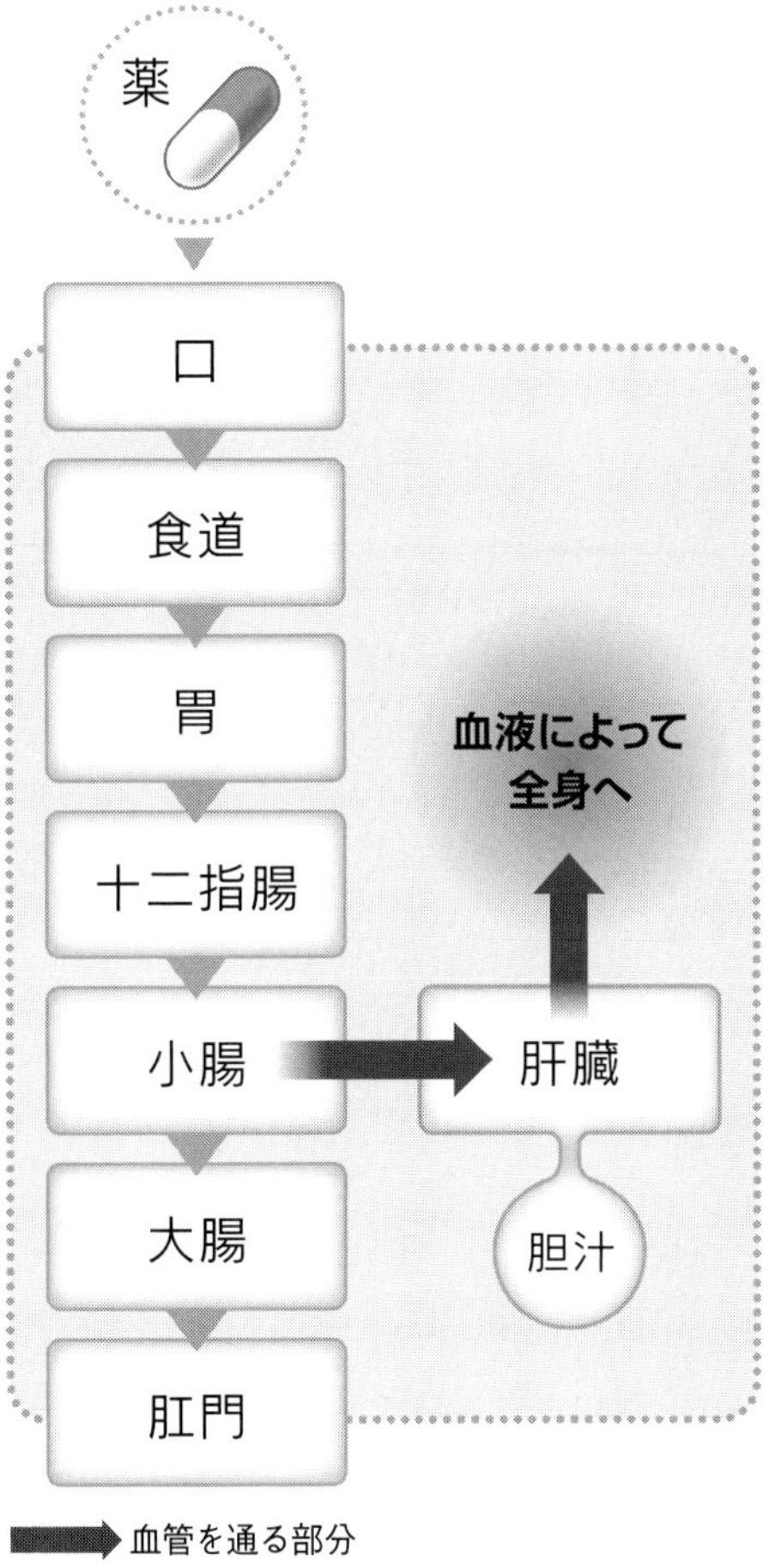

図1　薬がからだの中で運ばれる道すじ

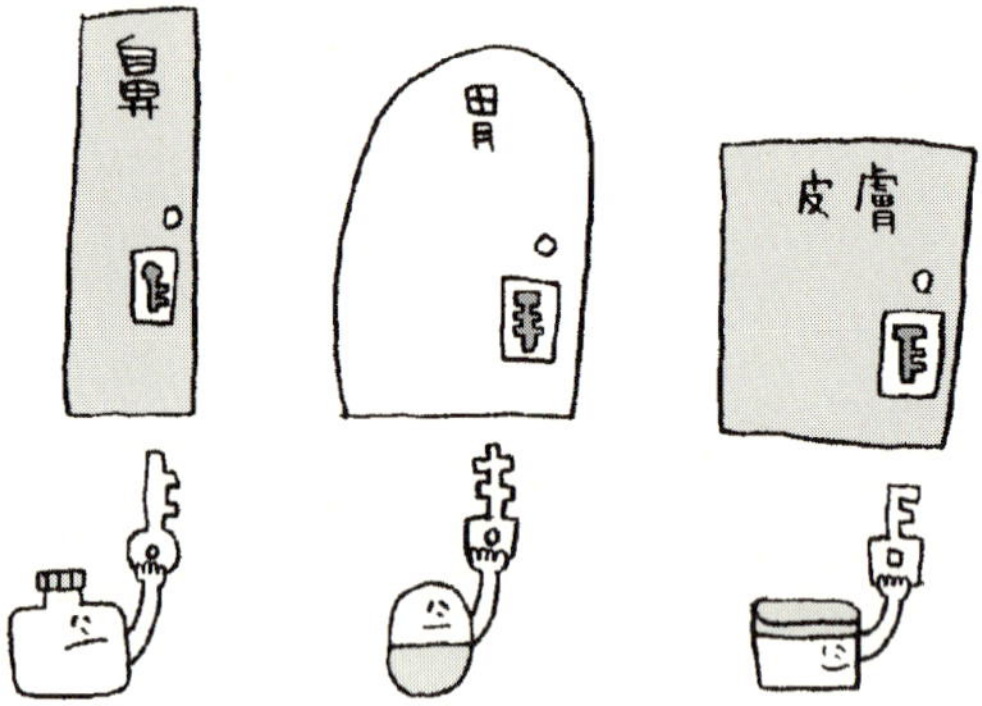

薬にはいろいろな形がある

飲んだ薬が効果をあらわすためには血液の中へ入っていく必要があるということですね。

そうすると、口から飲むという方法以外でも薬が血液の中へ入る方法があればよいということになります。

薬にはいろいろな形があると先ほどお話ししましたが、それは血液内に薬を入れる方法がいろいろだということです。

では、薬のいろいろな形とそれぞれどんなふうにからだの中へとりこまれていくかをお話ししましょう。

注射は薬をすばやくからだに入れる

まず大きくわけると、注射、内用薬、外用薬となりますが、最初に注射について説明します。

注射にもいろいろあって、静脈注射、筋肉注

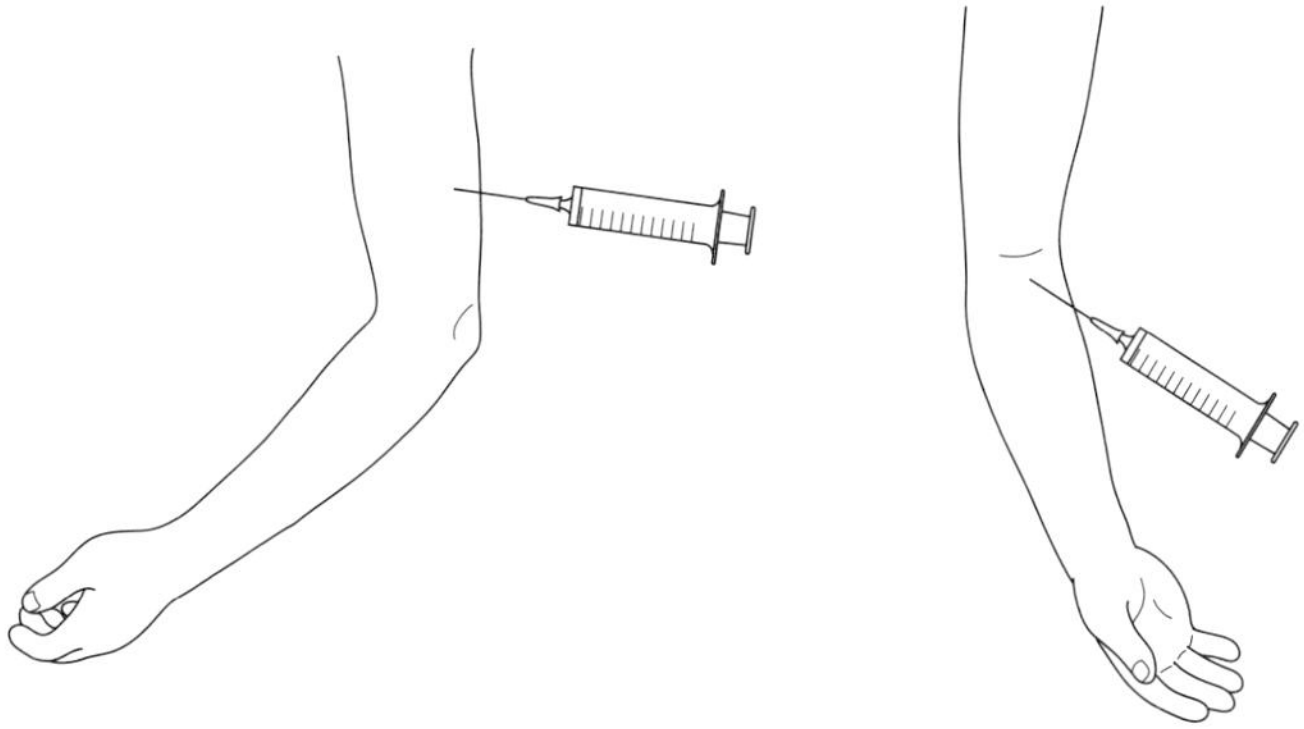

図2　静脈注射（右）と筋肉注射（左）

射、皮下注射、皮内注射などがあります（動脈注射もありますが、めったに行わないものなのでここでは省略します）。

そうしたいろいろな注射のちがいは注射をする場所（注射をする深さといってもいいでしょうか）のちがいですが、この場所のちがいによって、注射薬がからだの中へ入っていく速度がちがってきます。もっとも早く入っていくのが静脈注射で次が筋肉注射、皮下注射、そして皮内注射の順になります。

図2を見て下さい。まず静脈注射と筋肉注射を図示しました。こんなふうに注射をするわけですが、注射の針をどこに刺すかで、注射の〝呼びかた〟がちがうのです。

図3（30ページ）は例えば腕の断面だというふうに思って下さい。一番表面に皮膚があります

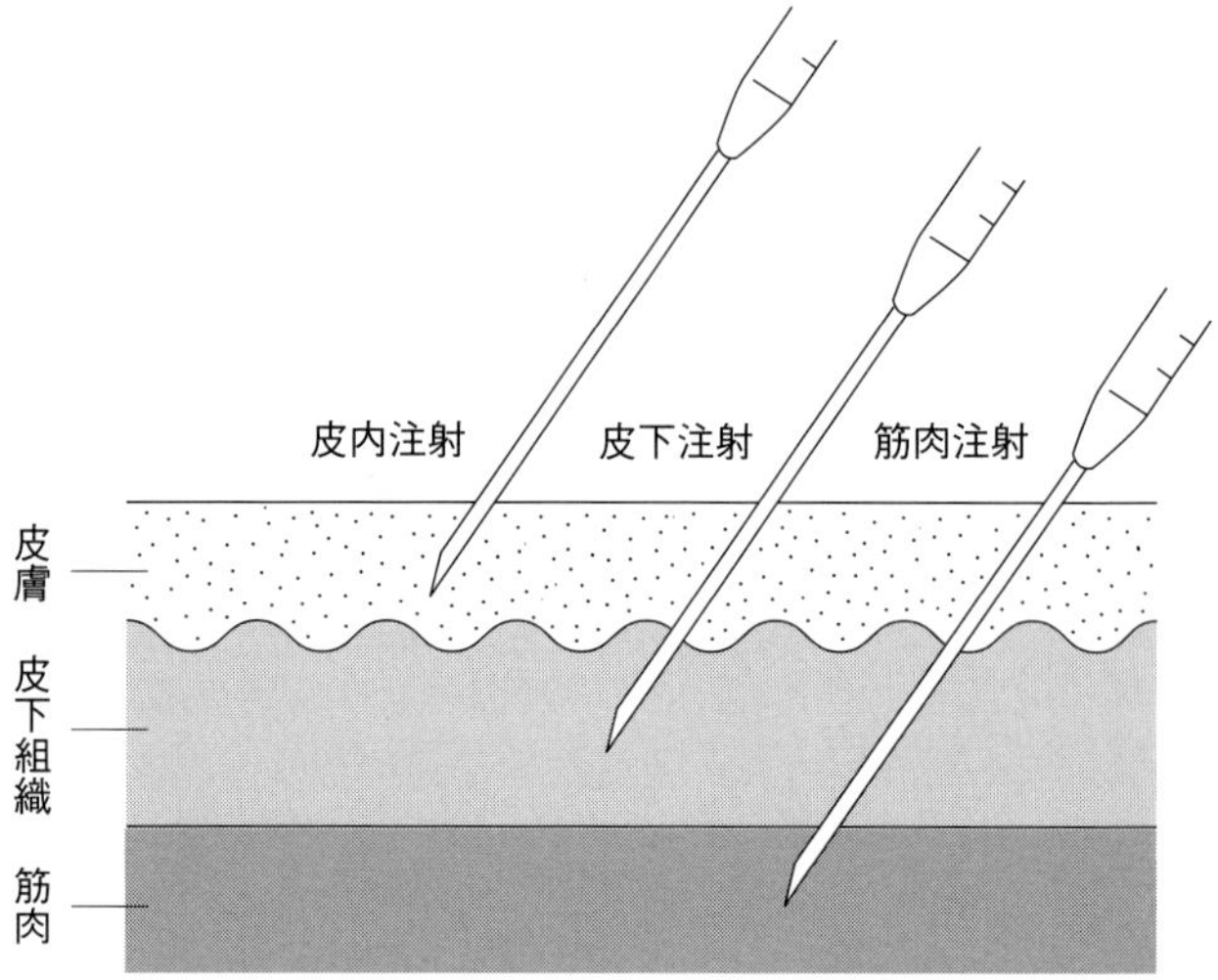

図３　注射の針を刺す場所と注射の呼びかた

が、皮膚は表皮と真皮という部分にわかれます。その下に皮下組織がありそこに血管が通っています。さらにその下に皮下脂肪、筋肉があるわけですが、どの部分まで針が刺しこまれた時にどのような呼び名がつけられているかを図で確かめて下さい。

①皮内注射

まず皮内注射ですが、これは表皮と真皮の間の部分に針を刺します。皮内注射は薬をからだの中に入れる目的で行われることはほとんどなく、もっぱら検査のために行われます。

ツベルクリン検査は結核の診断のために行われる検査で、かつては日常的に行われましたが、結核が激減した最近は行われることも少なくなりました。今、皮内注射で検査をするのはアレルギーの原因を知ろうとする時くらいで、みなさんが皮内注射を目にすることは少ないと思います。

②皮下注射と筋肉注射

皮下注射は皮下組織に針が刺され、筋肉注射は筋肉内に針が刺されます。それぞれ薬は皮下組織内、筋肉内に注入されるわけです。

今、もっとも日常的に行われるのは皮下注射ですが、ぼくが医者になって間もない１９７０年代のはじめ頃などは子どもに注射する場合も筋肉注射が多かったのです。その頃は子どもに対してもどんどん注射を打っていました。かぜをひいてせきが出てのどがはれているというような子どもにはせき止めの注射、抗生物質の注射、そして熱が出ていれば解熱剤の注射というふうに１人に対して一度に何本もの注射がされました。

一度に何本もの注射を打とうということになると、腕では面積がせますぎます。「もっと広々としたところで」ということでお尻や太ももに注射が打たれていました。子どもたちは何人かの大人におさえつけられて大泣きしながら注射されていたものです。

ところが注射の打ちすぎでお尻や太ももの筋肉が損傷を受ける大腿四頭筋短縮症《だいたいしとうきんたんしゅくしょう》という

薬害が発生したため、子どもにはなるべく注射をしないということになりました。

それで、単なるかぜで注射をするということはしなくなり、飲み薬で治療されることになったのですが、飲み薬で治療しても注射で治療しても差がないことがわかりました。ということはそれまで、子どもたちに無意味に痛い思いをさせていたわけです。ですから今では子どもに注射をすることは少ないのですが、ではどんな時に注射が必要かということについては後でお話しします。

話が少しそれましたが、ともかく40年ほど前には子どもはお尻などにたくさん注射をされていたということです。お尻に注射する場合は筋肉注射で、針を垂直に近い角度で深く刺しました。今はたいてい腕に注射しますから、針をななめに浅く刺すのがふつうです。

今、皮下注射や筋肉注射が子どもに行われるのは、予防注射の時くらいでしょう。予防注射の場合、ワクチンによって皮下注射で打つように指定されているものと筋肉注射で打つように指定されているものとがあります。

皮下注射、筋肉注射はそれぞれ、皮下組織や筋肉内にはりめぐらされている小さな細い血管から注射液が吸収され、その血管がつながっている太い血管の中へ送られて全身へ回っていくことになります。

③ 静脈注射

次は静脈注射ですが、この場合はいきなり太い血管へ注射液が入っていきます。静脈へ確実に注射薬を入れるためには静脈をさがさねばなりません。静脈が走っているのは皮下組織の中ですから、皮膚の表面から静脈の走っている場所を見つけるのはむずかしいことです。

しかし静脈を見つけやすい場所もあって、肘《ひじ》の内側、手の甲などでは皮膚をすけて青い色をした静脈を見つけられることが多いのです（太っている人などでは見えないこともあり、指の先でふれながらじっくりさがさねばならないこともありますが）。

静脈注射の場合、点滴という形でされることが多いのですが、点滴だと注射のように見えないかもしれませんね。大量の液体を体内に入れようとする時は点滴の形になりますし、ふつうの静脈注射で急速に薬を体内に入れるよりも点滴の形でジワジワと薬を入れた方が副作用が起こりにくいということもあるのです。

内用薬は「飲み薬」

次に内用薬についてお話ししましょう。内用薬といってもなじみがないでしょうが、内用薬は内服薬ともいい、「飲み薬」のことです。

飲み薬にもいろいろな形があります。

ここでも昔話をしますと、ぼくが子どもだった頃には、おいしい薬はほとんどありませんでした。子ども用のシロップやドライシロップといったものはなく、子どもも大人が飲むのと同じ粉薬を飲まされました。「良薬は口に苦し」ということわざがありますが、昔は「薬は苦いけれど我慢して飲むもの。よく効く薬ほど苦いのだ」と思っていたのです。薬は錠剤と粉薬、それにせき止めのシロップが数種類程度しかなく、錠剤は幼児には使えませんので（のどにつまってしまう恐れがあるからです）、苦い粉薬を飲むしかありませんでした。

今は、子ども用においしい味のついたシロップや、水にとかせばシロップになるドライシロップなどいろいろなものが用意されていて、薬を飲ませるのは楽になりましたが、薬好きの子どもが増えているのは少々問題です。

また、飲ませやすいために親が安易に薬を使ってしまうのもよくないことです。

では飲み薬のいろいろを挙げてみましょう。

① 錠剤とカプセル剤

まず錠剤です。「つぶのお薬」などとも呼ばれます。表面に白糖の皮膜をつけて甘くしたものは糖衣錠と呼ばれますが、こういうふうに飲みやすくした錠剤が多くなっています。

舌の下に入れる舌下錠《ぜっかじょう》というものもありますが、これは舌に分布する血管から吸収されます。

錠剤に似たものにカプセル剤があります。液体や粉末、顆粒《かりゅう》状などの薬をゼラチンなどで作られたカプセルの中に入れたものです。カプセルは胃の中で錠剤よりも早くとけるので、錠剤にくらべて吸収が早いという利点があります。

②粉薬

次は粉薬です。正式には散剤といいます。粉末の粒子が細かいものを細粒《さいりゅう》といい、細粒よりも粒子があらく匂いや苦みをおさえてゆっくりとけるようにしたものは顆粒とかドライシロップとか呼ばれます。ドライシロップは水にとけてシロップ状になります。

粉薬は何種類もの薬をまぜて1包にできるという利点があります。例えば総合感冒薬と呼ばれる製品などですと1包の中にいろいろな種類の薬が入っています。

総合感冒薬として代表的なＰＬ顆粒という薬の場合、サリチルアミド、アセトアミノフェン、無水カフェイン、プロメタジンメチレンジサリチル酸塩という4種類の薬が入っているのです。

いろいろな薬がまじっている場合、副作用が出た時などはどの薬で副作用が起こったのかわかりにくいという欠点もあります。

③シロップ

次にシロップですが、これは正式には液剤といいます。大人用に作られたシロップもないわけではありませんが、ほとんどは子ども向けに作られています。

白糖の溶液、白糖あるいは甘味剤を含む溶液などを使用してシロップにしていますが、子どもだからといってみんな甘いもの好きとは限らずシロップぎらいの子どももいます。

外用薬は「ぬり薬」、「さす薬」、「坐薬」

次に外用薬についてお話ししましょう。外用薬にはいろいろな種類があり「外皮用剤」「点眼剤」「点鼻剤」「点耳剤」「口腔用剤」「坐剤」などが挙げられます。

元来、外用薬は「皮膚の病気を治すために皮膚にぬる」「眼の病気を治すために目にさす」というふうに〝からだの一部分に病気がある時、その治療のために局部に薬を使用する〟ということで作られた薬でした。しかし最近は、からだの内部や全身に作用させるような薬が外用薬の形をとるようになってきています。具体的にお話ししましょうね。

①外皮用剤

まず外皮用剤ですが、これはぬり薬といわれているものです。皮膚の病気に使われるものがほとんどですが、痛み止めの薬で皮膚にぬる形のものもあります。痛み止めの場合は、皮膚に分布している小さな血管から吸収されて血液中に入り、からだを回って痛みのある場所に到達し、そこで効き目をあらわします。

②点眼剤・点鼻剤・点耳剤・口腔用剤

点眼剤は目にさす薬で眼の病気に用いられ、点鼻剤、点耳剤はそれぞれ鼻、耳にさす薬で鼻の病気、耳の病気に対して用いられます。口腔用剤としては、口内炎の時に使われるぬり薬や噴射式のパウダーなどがあります。

③坐剤

坐剤は一般に坐薬といわれ、小児科ではよく使われています。

坐薬は元来、痔のような肛門周囲の病気を治すための局所薬でしたが、肛門のまわりに分布する血管から吸収されて全身に回る作用を利用して、いろいろな薬が坐薬の形になっています。

子どもの場合、解熱剤の坐薬、ひきつけの予防のための坐薬などがよく使われます。坐薬は薬が直接血管に入るため、飲み薬よりも効き目が早くあらわれます。坐薬については43ページでくわしくお話しします。

このほか、皮膚に貼って皮膚から薬を吸収させるシール、ぜんそくなどに用いる吸入薬なども外用薬です。

薬の使い分け

注射が必要なのは重症の時

薬のいろいろを紹介しましたが、これらの薬の使い分けについてふれてみましょう。

まず、注射とそれ以外の内用薬、外用薬の使い分けを考えてみます。

注射が必要なのは急いで症状をおさえたい場合、薬を早く効かせねばならないほど重症の場合などですが、それぞれについて具体的な例をお話ししましょう。

まず最初の〝急いで症状をおさえたい場合〟ですが、これは激しい腹痛がある時や強いぜんそく発作が起こっている時などです。

子どもが激しい腹痛を訴えることはめったにありません。大人ですと、胆石、急性膵炎《すいえん》をはじめとして激しい腹痛が起こる病気がいろいろありますが、子どもがそういった病気にかかることはまずないのです。

子どもの激しい腹痛といえば便秘の時や急性胃腸炎の時が多く、便秘だったら浣腸すればいいし、急性胃腸炎の場合なら飲み薬で対応すればいいのです。ですから腹痛を止めるために注射をすることはないといってよいでしょう（ただ、急性胃腸炎で激しい嘔吐《おうと》とともに腹痛がある時、点滴をして水分を入れてやると腹痛もよくなることがあります。でもこの場合、腹痛を治す目的で点滴するのではなく、脱水を改善するために点滴するのです）。

強いぜんそく発作が起こっていて、吸入による治療をしてもおさまらない場合も注射をすることになりますが、最近はぜんそくの治療が進歩してきて、注射が必要な場合はとても少なくなっています。

次に薬を早く効かせたい場合ですが、これは重い細菌感染症の場合などです。重い細菌感染症の場合、抗生物質を使いますが、抗生物質の効き目が早いほど細菌の増殖をおさえますから、早く効く方法を選ばねばなりません。そこで点滴という方法をとることが多いのですが、こういう重症の場合は入院するのがふつうです。

というわけで、子どもに注射をしなければならないのは入院するような重症の時にほぼ限られると思って下さい。

子どもの飲み薬はシロップや粉薬

そこで、子どもに薬を与える方法としては内用薬つまり飲み薬の形が圧倒的に多いのです。

また、飲み薬としては錠剤が多いのですが、錠剤は基本的に大人向けのものといってよいでしょう。3歳以下の子どもの場合、錠剤はのどにつまらせてしまう危険もあるので使わないことになっています。3歳以上の子どもでも錠剤をうまく飲みこめないことが多いので、小学生になるくらいまではシロップや粉薬を使う方がよいと思います。

錠剤の場合、種類が少ないために使いにくいということもあるのですが、これは少々説

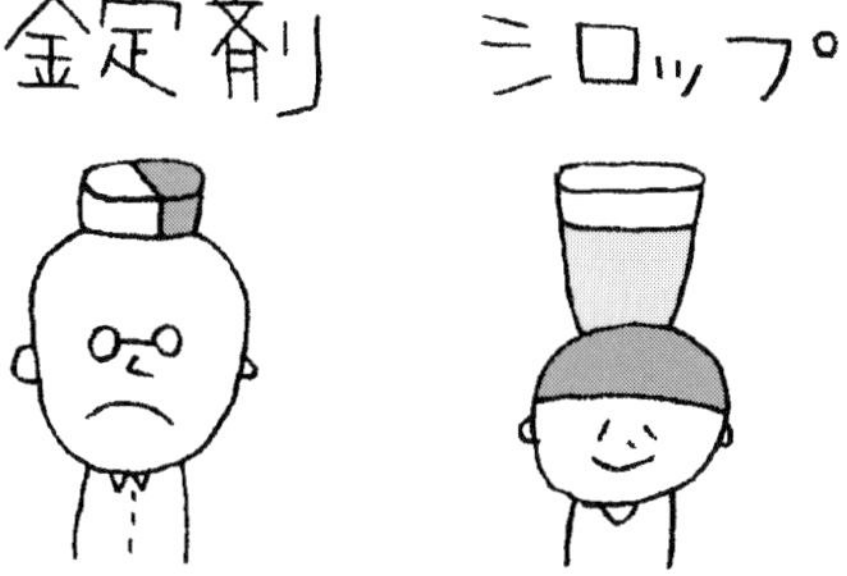

大人は錠剤、子どもはシロップ

明が必要ですね。

子どもに薬を使う場合、その分量を決めねばなりません。子どもに対してどのくらいの量の薬を使うかは、その子どもの体重が何キログラムか、あるいは年齢が何歳かによって決められます。

例を挙げましょう。ジスロマックという抗生物質の細粒を使う場合、その分量は次のようになっています。

１歳で体重10kgくらいの子どもには１・０g

３歳で体重15kgくらいの子どもには１・５g

ときめ細かく分量が決められていますが、細粒のような粉薬ならそうしたきめ細かい分量にも対応できます。

錠剤だとどうでしょうか。ジスロマックには２５０mgを含んだ錠剤と１００mgを含んだ錠剤しかありません。そうすると年齢、体重から考えて50mgの分

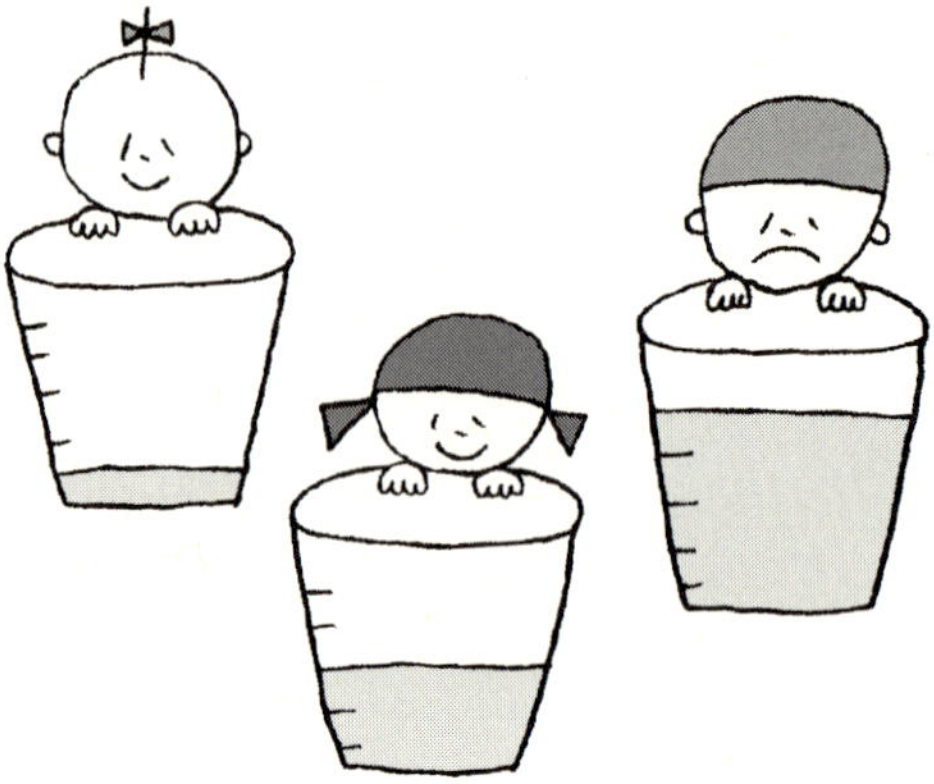

飲む薬の分量は年齢や体重で変わる

量を与えるのが適当な子どもに錠剤で与えるとすれば、100mgの錠剤を半分に割って与えるしかありません。

30mgが必要という子どもには100mgの錠剤を3分の1に割って与えるしかありませんが、3つに割るというのはかなりむずかしいことです。粉々に砕いて3分の1の分量を与えるという方法もありますが、錠剤は表面は甘味料でコーティングされているものの中味は苦いものが多いので、子どもは拒否するでしょう。

というわけで子どもの場合、「大人の量の6分の1」とか「7分の1」とかいった細かい量でも与えられるシロップ、細粒、ドライシロップなどが使われます。

小学生くらいになると錠剤がいいという子どももいますので、粉薬、錠剤のうち好きな方を選んでもらいます。

錠剤、粉薬、シロップについては飲んでから効果が出るまでの早さに特に差はありませんから、小さい子どもはシロップ、粉薬から好きな方を選んでいいし、年長の子どもは粉薬、錠剤のうち好きな方を選んでいいということになります。

飲み薬のかわりに使われるもの

飲み薬のかわりに使われるものとして坐薬、シール、吸入薬などがあります。これらの使い方をお話ししましょう。

①坐薬

まず坐薬です。子どもに使われる坐薬としては解熱鎮痛薬、けいれん止め、抗生物質などがあります。

解熱鎮痛薬の坐薬は、薬を口から飲むのがむずかしい乳児に対して飲み薬のかわりに使われるべきものです。しかし50㎎、１００㎎、２００㎎と３種類の坐薬があり、１歳未満は50㎎、１～３歳未満は50㎎か１００㎎、３～６歳未満は１００㎎、６～12歳は１００㎎か２００㎎を使うと指定されているので、12歳まで使うことができます。

坐薬を使うと飲み薬よりも急速に熱が下がりますし、飲み薬だといやがる子でもお尻は無防備なため無理やり肛門に挿入することもできて便利ではあります。しかし使いやすいということは乱用されやすいということでもあります。第3章（69ページ〜）でお話ししますが、解熱剤はできれば使わない方がいい薬なので、乱用されやすい坐薬はあまり好ましいものではありません。

また、幼児以上の年齢の子どもはお尻に入れられるのをいやがるのがふつうなので、解熱剤の坐薬は赤ちゃんにだけ使うということにした方がよいと思います。

次にけいれん止めの坐薬ですが、現にけいれんが起こっていてそのけいれんを早く止めたいという時は坐薬を使うべきです。けいれんが起こっている状態では薬は飲めないからです。

しかし、けいれん止めがよく使われるのはけいれんが起こった時ではなく、熱性けいれん（ひきつけ）の予防のためです。熱性けいれんの予防のためにけいれん止めを使うべきかどうかについては84ページを見て下さい。けいれん止めの薬にはシロップと坐薬という形がありますが、シロップは短期間しか保存できないので、長期に保存できる坐薬を用意しておく方がよいと思います。

抗生物質の坐薬は、どうしても飲み薬を飲まない子どもに使われることがありますが、

1日に3回も肛門から入れなければなりませんし、子どももいやがりますからめったに使われることがありません。

②シール

次にシールですが、これは最近になって登場してきたものです。今使われているのは、ホクナリンテープといった商品名の、気管支を拡げる薬です。皮膚に貼りますが、1回貼ると24時間効き目がもつので便利です。薬をどうしても飲まない子どもなどには特に有用です。

③吸入薬

次は吸入薬です。吸入薬は主にぜんそくに対して使われます。

吸入というのは、器械を使って吸入用の液体を霧状にして口から吸い込むという治療法ですが、かつてはかなり大型の器械を使って病院の外来で吸入していました。吸入用の器械はネブライザーといいますが、近年、持ち運び可能な軽量のネブライザーができて家庭でも設置できるようになりました。

これができたことで自宅でぜんそく発作が起きた時病院へ行かなくても家庭で吸入療法

ができるようになり、それは大きな進歩でした。しかし、この器械は日常持ち歩くことはできません。

最近になって、持ち歩きできるような小型の吸入器ができ、ぜんそくの患者さんにとってはさらに大きな福音となりました。携帯用のものはスピンヘラーと呼ばれ、ひと押しすると一定量の吸入液が噴霧できます。

携帯用の吸入器としては他に副腎皮質ホルモンの液体が入っているものもあり、これはぜんそくの子どもの体質改善に使われます。

このように薬にはいろいろな形があるわけです。

薬の飲ませ方

薬を飲ませるときの工夫

今度は薬を実際に使う時の具体的な使い方についてお話ししましょう。

まず、シロップですが、これは原液を水でうすめてあります。必要量を子どもに飲ませるのですが、赤ちゃんの場合うまく飲めなければスポイトで注入します。

シロップはたいていの赤ちゃん、幼児が飲んでくれますが、中には甘いものぎらいの子もいるらしく、シロップをいやがる場合があります。するとシロップを吐き出してしまいます。シロップは吐き出しやすいというところが難点といってよいかもしれません。

そんな場合は粉薬をためしてみます。粉薬としてはドライシロップの形になっているものが多く、これは色がついており甘い味もついています。ただこの甘さが問題で、中には苦く感じてしまうものもあります。ぼくは子ども用のドライシロップもなめてみてどんな味がするか知っておくことにしていますが、苦みが口に残るものが少なくありません。

ドライシロップは水にとかして液体として飲ませることになっていますが、水にとかしたものをいやがる場合は他のものにまぜることになります。

他のものとまぜる場合、「他のもの」としてはどんなものがよいでしょうか。

一般にはジュース、スポーツドリンク、牛乳、ココア、ヨーグルト、アイスクリームなどが使われますが、薬の種類によってはジュースなどとまぜるとかえって苦みが出てしまうこともあるのを知っておいて下さい。

特にある種の抗生物質の場合、注意が必要です。クラリスドライシロップ、ジスロマッ

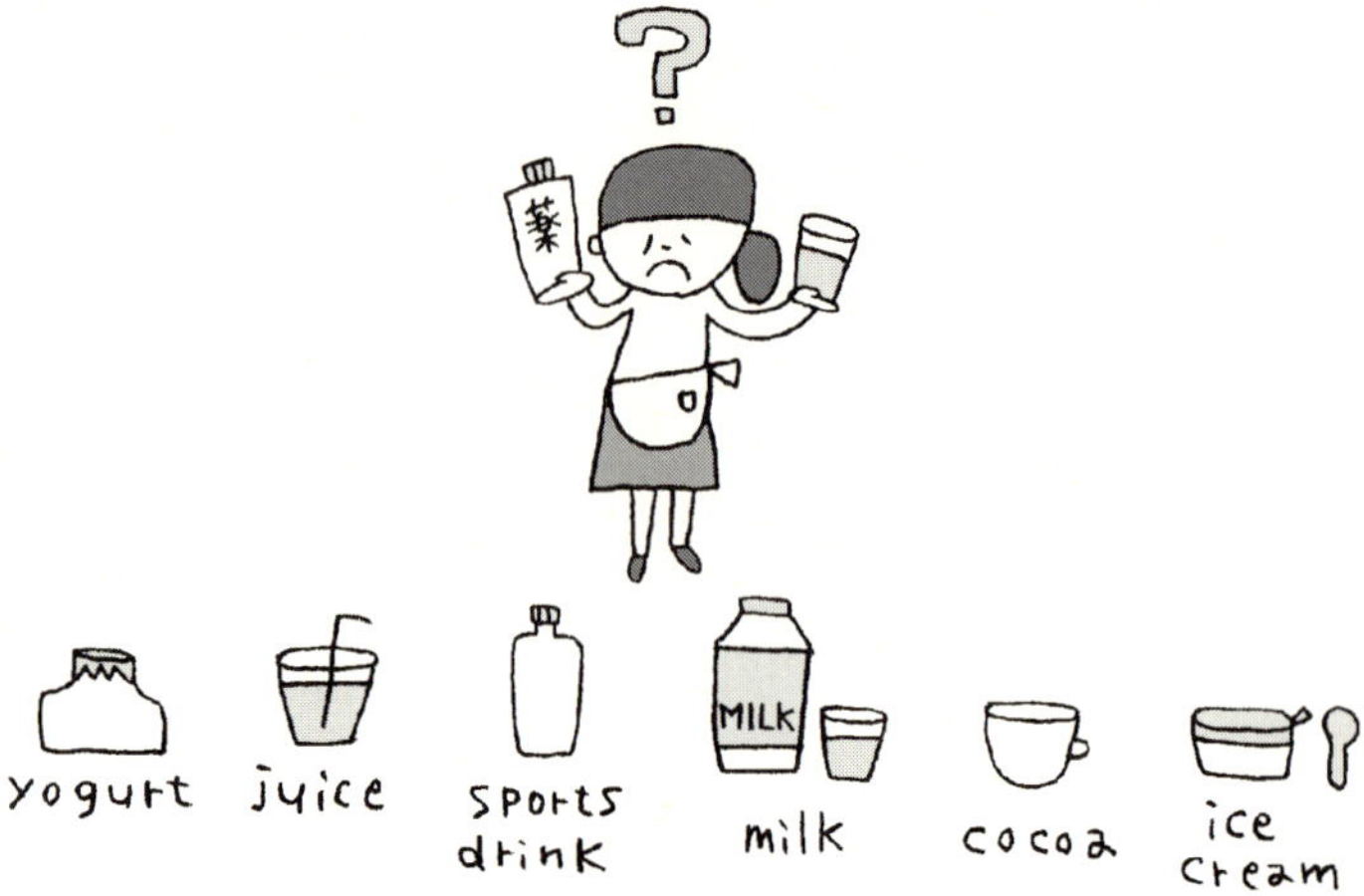

薬とまぜて苦くならないものはどれ？

ク細粒小児用、エリスロマイシンドライシロップなどの抗生物質は、酸性飲料と呼ばれるオレンジなどの柑橘系ジュース、スポーツドリンク、乳酸菌飲料、ヨーグルトなどとまぜると苦みが生じるので、子どもはいやがります。

ぼくが実際に試したところでは、ここに挙げた抗生物質はウーロン茶や麦茶とまぜると味がなくなって飲みやすくなりました。

水にとけない粉薬の場合は、少量の水で練って口の中、上あごなどにぬりつけてやるのがよいでしょう。

薬の飲ませ方の工夫について、専門書にのっているものを紹介します。

〔乳幼児に対する薬の飲ませ方の工夫〕

1．甘味料または香料を加える：砂糖、水あめ、シロップ、チョコレート、ココア、ハッカ、バニラなど
2．服用後、すぐに好きな飲食物、甘味料を与える
3．服用後、少量の食塩を与える（口中の苦味を早急に減少させるため）
4．冷菓と一緒に服用させる（味覚を鈍麻させるため）
5．オブラートに包む
6．少量の微温湯（ぬるま湯）で溶かし、スプーンやスポイトで少量ずつ、なるべく口の奥に流し込む
7．少量の微温湯で練ってペースト状にし口腔内に塗布する
8．少量の水などで練って凍らせ、シャーベット状にする
9．他の食品と混ぜる。ヨーグルト、牛乳、プリン、ジャム、キナコ、アルカリ飲料、ゼリー、シュークリーム、ムース、バナナ、ピーナッツバターなど

参考『小児のくすりQ＆A』（佐川賢一監修・編集／櫛田賢次編集　じほう）

9番めの「他の食品と混ぜる」というところに牛乳が挙げられていますが、赤ちゃん用

の粉ミルクはまぜるものとしておすすめしません。粉ミルクにまぜて赤ちゃんがいやがった場合、薬をまぜていないふつうの粉ミルクも飲まなくなってしまうことがあるからです。赤ちゃんにとって主食である粉ミルクを飲まなくなったのでは困りますからね。

それから、「ハチミツはどうか」と時々質問されることがありますが、乳児の場合、ハチミツは避けた方がいいと思います。非常にまれなことではありますが、ハチミツの中にボツリヌス菌という細菌がふくまれていて赤ちゃんが中毒を起こすことがあるからです。

薬を飲まない子ども

こんなふうにいろいろ工夫をしてみても、がんとして薬を飲まない子どももいます。赤ちゃんの場合は粉薬を練って上あごの部分にくっつけてやれば、吐き出すこともできず飲んでくれますが、幼児になると簡単にはいきません。大人が2人がかりでおさえつけて飲ませようとしても、かみつくわ、ひっかくわ、薬を吹き出すわで手におえないこともあります。

しかし人間には、異物がからだに入ってこようとするとそれをはねつける力というものが本来的にそなわっています。ですから、子どもが自分にとっては異物としか思えない薬を拒否するのは理にかなったことともいえるのです。

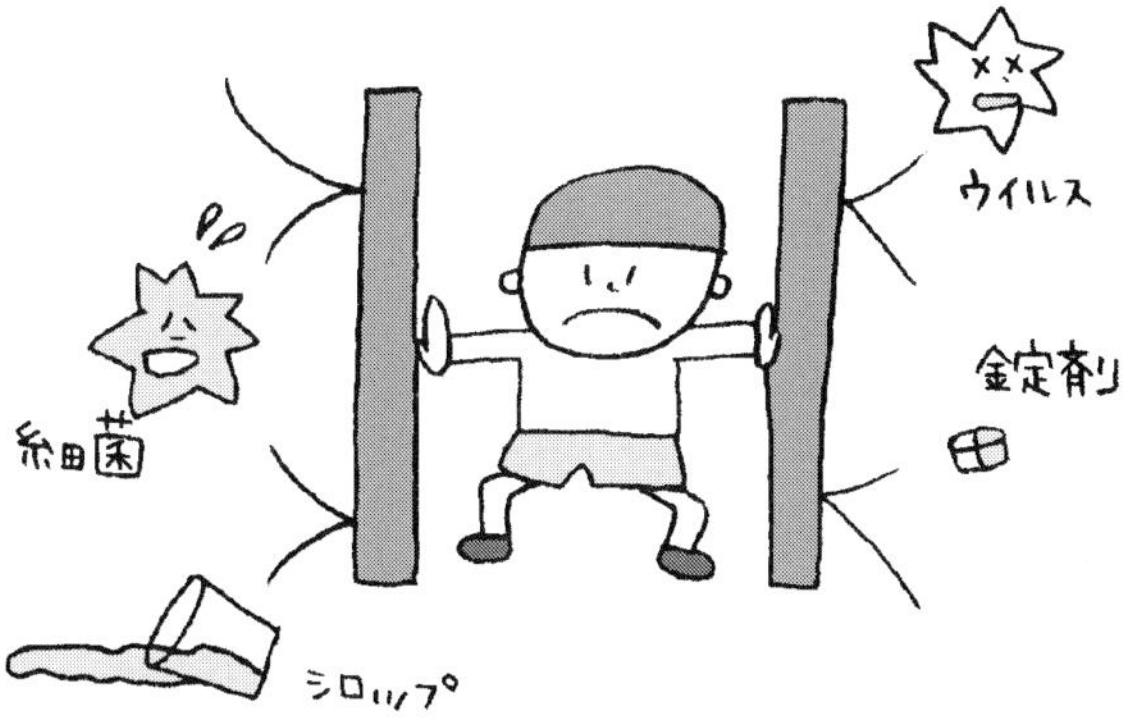

薬ぎらいの子どもは「自分を守る力」が強い

薬を飲まない子の親の中には「こんなに薬を飲まないのでは病気がこじれてしまうのではないか。生命に関わる病気になっても薬を飲まないだろうから死んでしまうのではないか」と心配し、「薬ひとつ飲ませられないのは親としてきちんとしつけができていないということではないか」と悩む人もいます。

しかし実際に重病になった場合にはこういう子どもでも薬を飲むようになったりしますし、どうしても飲まなければ注射といったかかわりの方法がありますから心配はありません。

また薬ぎらいも一つの個性であってしつけのよしあしの問題ではありません。

そしてもう一つ、薬ぎらいの子どもは抵抗力が強いことが多いようで、薬なしでたいてい治ってしまうのです。薬ぎらいの子どもは「自分を守ろうとする力が強い子どもだ」というふうに考えていいとぼくは思っています。

薬の飲み方Q＆A

薬の飲み方についてよくお母さんやお父さんから聞かれる疑問にこたえておきましょう。

〈お医者さんからもらった薬は全部飲み切らなければいけないのでしょうか〉

これは薬によります。抗生物質は細菌をやっつける薬ですが、症状がおさまったからといってやめるべきではありません。例えば溶連菌による扁桃炎の場合、発熱やのどの痛みといった症状は抗生物質を2日間ほど飲めばおさまってしまいます。しかし、溶連菌の力が弱まっただけで死んだわけではありませんから、2日間で薬をやめるとまた息を吹き返します。そうするとまた熱が出たりするのです。それで1週間以上飲む必要があります。またぜんそくでひんぱんに発作が起こるような場合は、発作が起こらない時でも薬を続けて飲む必要があります。

こんなふうにきめられた期間、飲み続けなければならない薬もありますが、子どもの場合、慢性の病気は少ないこともあってほとんどが対症療法です。それで、症状がなくなったらやめてよい場合が圧倒的に多いのです。

せき止め、鼻水の薬、下痢止め、吐き気どめ、かゆみ止めなど、どれもできれば使わない方がよい薬ですし、使ったとしても症状がなくなったらやめるべきです。

こう言っても、どんな場合、症状がなくなっても薬を飲み続けるべきかをみなさんが判断するのはむずかしいと思いますから、薬をもらう時お医者さんに「これは全部飲みきらなければいけないか、症状がなくなったらやめてもよいか」をいちいちたずねておくのがよいと思います。

〈食後3回と言われたのですが、食事を1日2回しかとらなかった場合はどうしたらいいでしょうか〉

多くの薬は「食後3回で飲むように」と言われますね。でも、以前あるお母さんから「うちの子どもは朝8時、正午、夕方6時の3回食事をしますが、朝食と昼食の間は4時間、昼食と夕食の間は6時間、そして夕食と朝食の間は14時間もあります。こんなばらばらな間隔で薬を飲んでいいのですか」と聞かれたことがあります。たしかに間隔はばらばらですが、それほど厳密に〝8時間おき〟といった飲み方をしなくても、起きている時間の間に3回飲むといった飲み方でも薬は効くのです。

抗生物質の場合は、血液の中に存在する薬の濃度が一日を通して均等になっているのが理想なので「○時間おき」というふうに正確に飲む方がよいことは確かです。しかしそういう厳密さが必要なのは重大な感染症の場合で、日常的な軽い感染症なら、〝1日2回と言われたら朝食後と夕食後〟というふうに大ざっぱに考えてよいと思います。

食欲がなくて食事をとらない時は食後3回というふうにできませんね。食事をとらない時は、本来なら食事をしているべき時間に、十分な水とともに薬を飲むようにすればよいのです。薬だけを飲むと胃を刺激することがあるので水分を十分とっておきましょう。

〈食後と指示された薬を食前に飲んではいけないのでしょうか〉

多くの薬が食後に飲むよう指示されるのは、空腹の時に薬を飲むと胃を刺激するからとか空腹時に飲むと早く吸収されすぎるからとかいわれますが、食前に飲んだからといって特に支障はないようです。小さい子どもの場合、お腹がいっぱいになった後だと薬を飲みたがらなくなることもありますから、食前に与えた方がよいかもしれません。

また、食後という場合は食事を食べ終わってから30分後と考えられていますが、これも厳密なものではなく、食後すぐでもいいし、食後1時間でもかまいません。

ただ1回飲み忘れて次に飲む時間になってしまったという時、2回分一度に飲んでしま

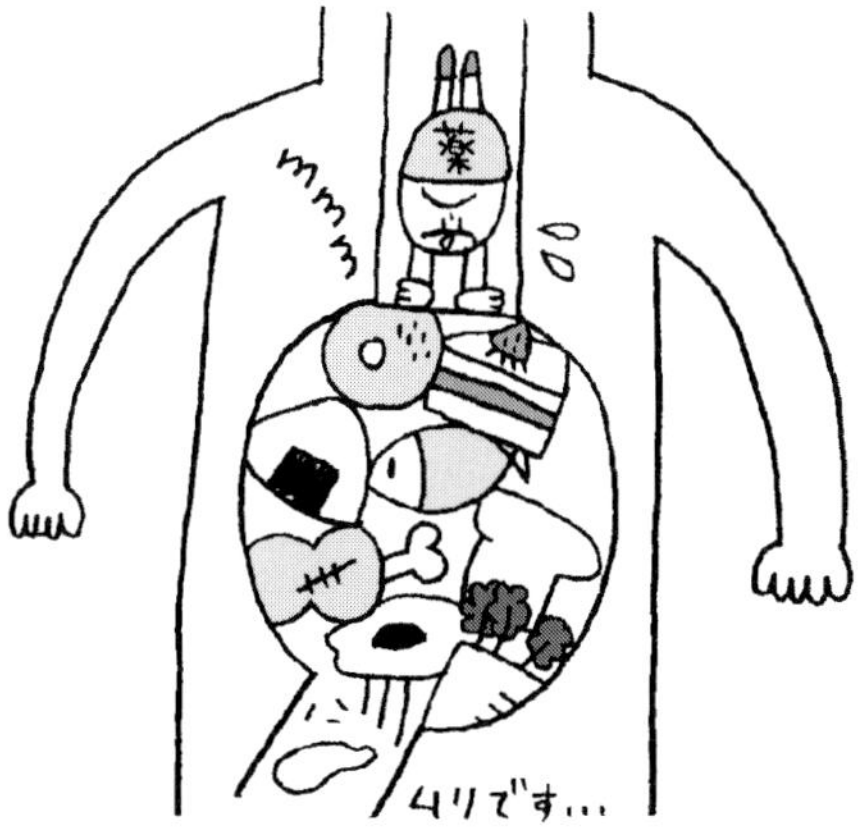

お腹がいっぱいになると薬は入れてもらえません

うのはやめましょう。2回分一度に飲むと副作用が強く出ることもあるからです。

朝1回飲んで昼飲む分を忘れてしまった時、夕方6時に飲んで夜10時に飲むというような飲み方をするのはかまいません。1回飲み忘れた分は飲まずに抜かしてしまってもいいでしょう。

抗生物質の場合は1回飲み忘れた場合、2回分を一度に飲んでもかまいません。抗生物質は2倍の量を一度に飲んでも特に副作用が起こらず、一日に必要な分量を一日のうちに飲んでおかないと効き目が落ちるからです。

〈薬を飲んだら便がピンク色になりましたが、もう飲まない方がいいですか〉

〈薬を飲んだらおしっこが赤くなりました。もう飲まない方がいいですか〉

アスベリンというせき止めのシロップや粉薬を飲むと尿が赤くなることがあります。またセフゾンという抗生物質を飲むと大便がピンク色になることがあります。いずれも副作用というわけではありませんから、薬を続けてかまいません。

〈坐薬を入れたのですが、すぐ下痢便が出て坐薬もいっしょに出てしまいました。もう一度入れた方がよいでしょうか〉

坐薬として使われるのは解熱剤、ひきつけの予防薬、吐き気止めなどですが、いずれも使わなくてはいけない薬ではなく、むしろ使わないですませた方がよい薬です。「便といっしょに出したのは子どもが薬を拒否する態度表明をしたんだ」くらいに考えて、それ以上坐薬を入れるのはやめましょう。

薬を吐いてしまった場合も同じように考えましょう。もう一度飲ませようとしてもまた吐く可能性が大きいですし。この1回は飲むのをとばしたということにしますが、次回に飲ませる時にはひと工夫必要かもしれません。1回の量を5等分して少しずつ10分おきに飲ませて50分で飲み終えるというような方法もよいかもしれません。

〈じんま疹で病院へ行った時も鼻水で病院へ行った時も同じ薬が出ました。病院の対応がいい加減なのではないでしょうか〉

一つの薬がいろいろな症状、いろいろな病気に効くことがあります。じんま疹も鼻水もヒスタミンという物質によって起こるアレルギー反応といってよい症状なので、抗ヒスタミン剤という薬がどちらにも効くのです。ですからじんま疹にも鼻水にも同じ薬が出てもよいわけです。

一つの薬がいろいろな症状、いろいろな病気に効くという例をいくつか挙げておきましょう。

抗ヒスタミン剤の一つであるペリアクチンは鼻水やかゆみに効くほか、食欲不振を改善する効果があります。ペリアクチンを飲みはじめた子どもが突然大食漢になって周りの大人を驚かせるということもしばしばあります。

リン酸コデインはせき止めにも下痢止めにも使われます。

トリプタノールやトフラニールという薬は本来、うつ病に使われる薬ですが、夜尿症の子どもにも使われます。夜尿症の薬をもらってきたのに、薬の説明書を読んだら〝うつ病の薬〟と書かれていて「どうしてうちの子にうつ病の薬が出たんだろう」と驚いたお母さんが実際にいました（夜尿症の薬については226ページでくわしく説明しています）。

トリプタノールやトフラニールは痛み止めの目的で使われることもあり、帯状疱疹《たいじょうほうしん》の後に強い神経痛が残った時に使われたりします。テグレトールはてんかんの薬ですが三叉《さんさ》神経痛のための特効薬でもあります。

こんなふうに、一つの薬が一見関係のなさそうないくつかの症状のどれにも効いたり、ぜんぜん関連のなさそうないくつかの病気のどれにも効いたりすることがあるのを知っておいて下さい。

この章のまとめ

- 薬には注射、内用薬、外用薬がある
- 注射は、急いで症状をおさえたい場合や薬を早く効かせねばならない重症の場合に使われる
- 内用薬は子どもに薬を与える場合に圧倒的に多い形。錠剤、粉薬、シロップなどがあるが、効果が出るまでの早さに差はない
- 外用薬は内用薬のかわりに使われることが多い。

第3章

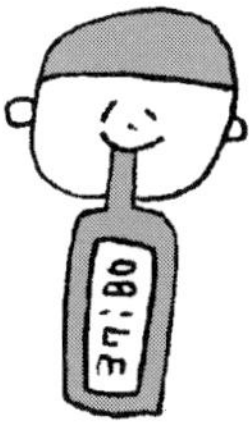

かぜの薬について知っておきたいこと

「かぜ」ってどんな病気？

知っているようで知らない「かぜ」

かぜの薬について考えてみましょう。

ここで、かぜという言葉をあっさり使ってしまいましたが「かぜって一体どんなもの」と改めて定義を聞かれると困ってしまう人が多いと思います。「かぜってどんなものかは知っているけれど、いざ定義といわれるとなかなかむずかしい。なんと答えていいか迷ってしまう」というところではないでしょうか。

実際に辞書をひいてみても、編者がかぜの定義で苦労していることがしのばれます。『広辞苑』（第六版）をひいてみると、「かぜは感冒のこと」とあり、感冒をひくと次のように書かれています。

「身体を寒気にさらしたり濡れたまま放置したりしたときに起こる呼吸器系の炎症性疾患の総称」

世に名も高い広辞苑ですが、この定義は明らかにまちがいだと思います。後でもお話し

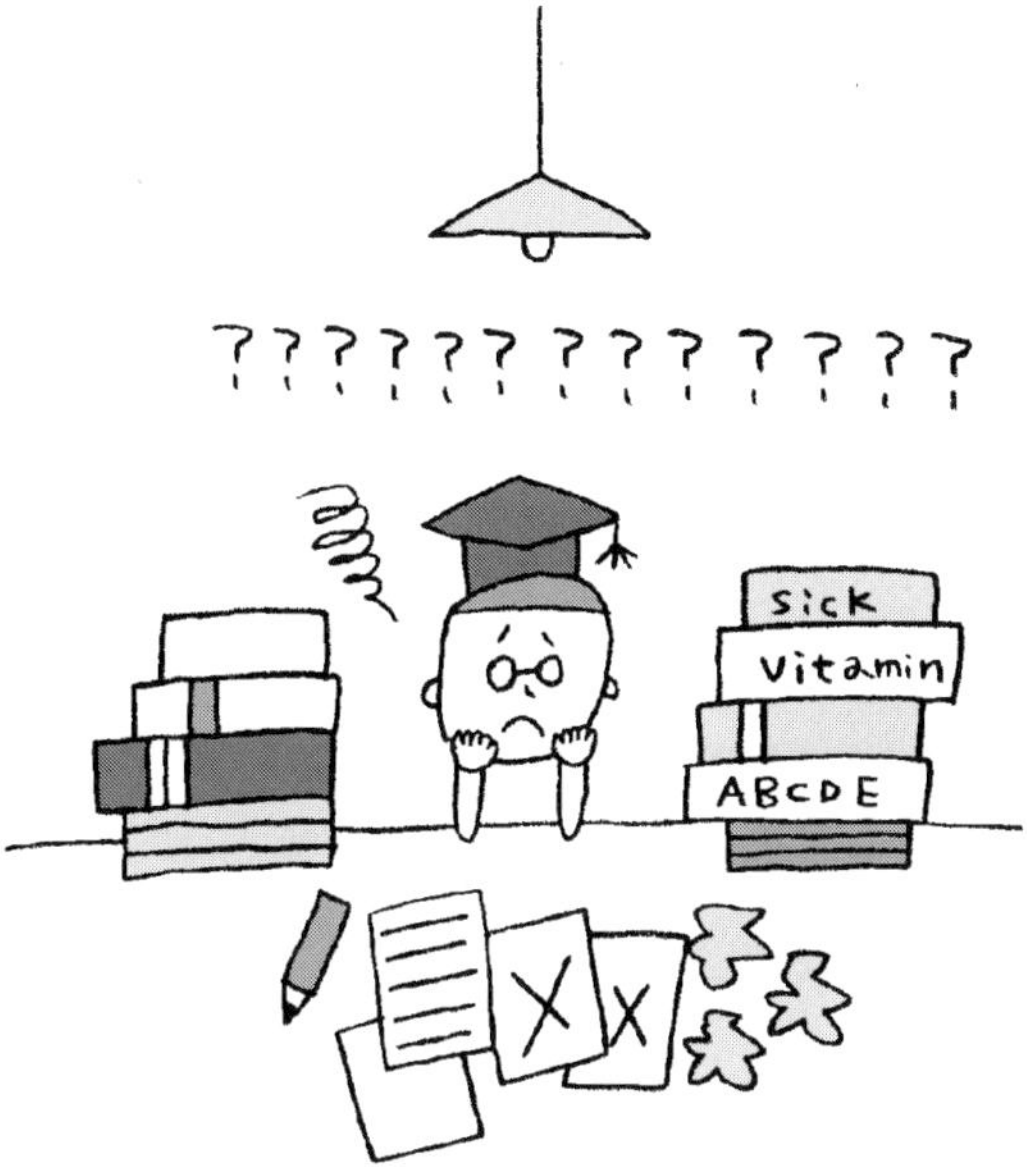

かぜはよくわからない病気

するように、かぜはウイルスや細菌が原因で起こる〝うつる病気〟ですから、かぜをひいている人と同じ暖かい部屋にずっといてもひいてしまうことがあります。逆にからだが冷えた時でもかぜをひかないことが多くて、実際ほとんどのかぜはどうしてひいたか理由がわからないものなのです。

というわけで『広辞苑』のかぜの定義は感心しませんから『明解国語辞典』も見てみました。次のように書かれています。

「薄着したり汗をかいたりしたあと、寒気がし、（発熱を伴って）むやみに鼻水・くしゃみ・せきが出たりのどが痛くなったりする症状」

この解説も適切なものではないと思います。ここでは「薄着をしたり汗をかいたりすること」がかぜの原因のように書かれていますが、そうしたことはふつうかぜの原因になりません。寒い思いをしたからといってかぜをひくとは限らない、いやそれどころか相当寒い思いをしてもたいていはかぜをひかないことはちょっと考えればわかります。

ぼくは最近雪の日にタクシー乗り場で傘を持たずに長時間タクシーを待っていたのですが、その後かぜはひきませんでした。乗り場は屋根がないところでしたから、降りしきる雪はぼくの頭や肩につもるくらいでからだは冷えきったけれど、かぜにはならなかったのです。

また、おねしょをする子どもは冬でもひと晩中水びたしの中で寝ているわけで、相当冷えるでしょうがめったにかぜはひきません。

少しくどい言い方になりましたが、冷えることが直接かぜの原因にはならず、薄着や汗をかくということもかぜとの因果関係は考えられないということです。

そういうわけでこの解説も却下して、もう一冊、ぼくの好きな辞書である『新辞林』（三省堂）をひいてみます。「かぜ」は次のように説明されています。

「呼吸器系の炎症性の病気で、単一の疾患ではなく、医学的には風邪症候群という。熱が

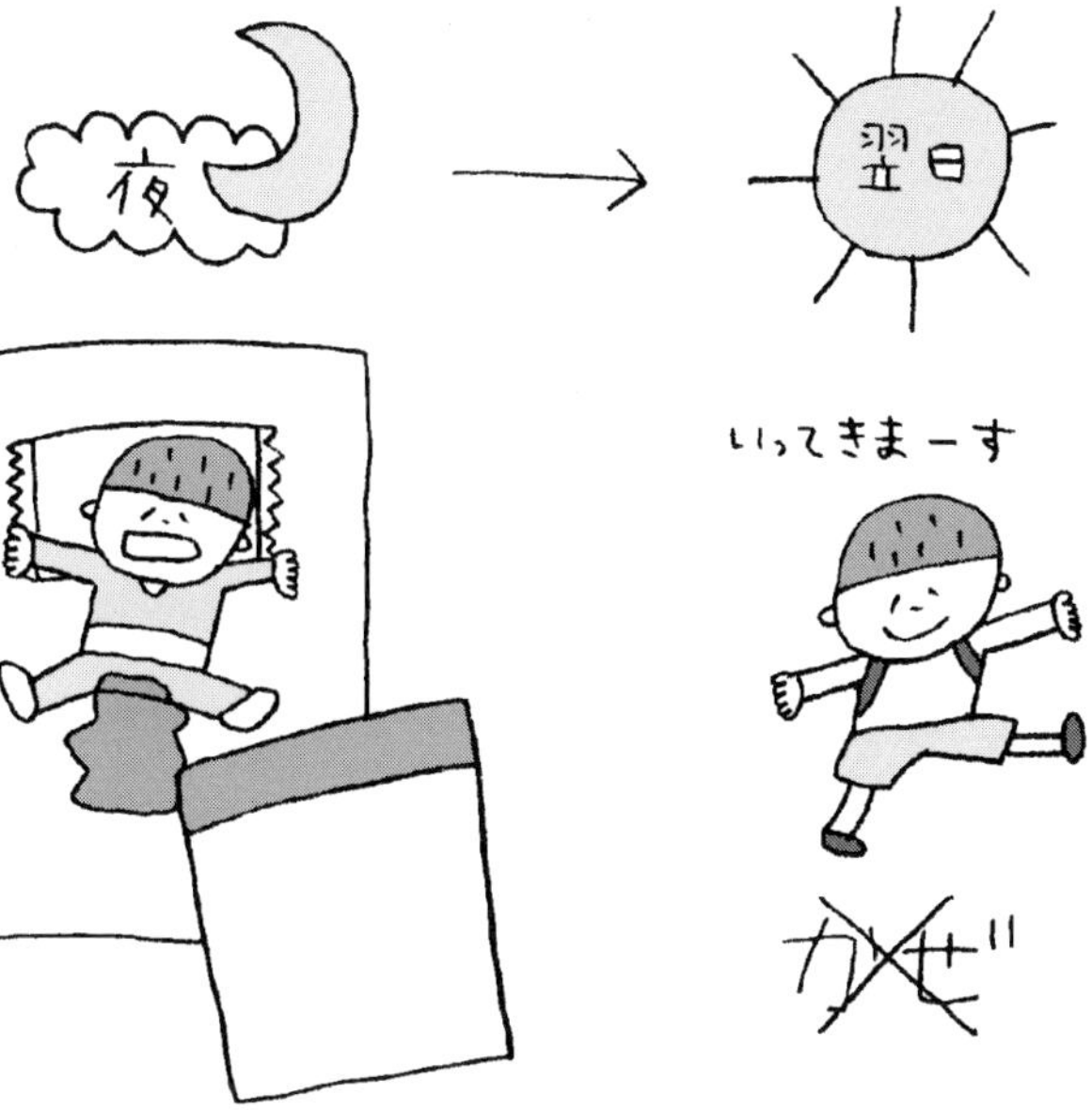

おねしょして冷えても、かぜはひかないもの

出て寒気がし、咳が出る」

これは簡単な説明ですが、かなり的確な定義になってきています。ただ、あまりにものものしい表現なので、やさしく言い換えてみましょう。

「鼻、のど、気管など呼吸器系に炎症が起こった状態をまとめて風邪症候群といい、これは一つの病気ではなく、たくさんの病気の総称である。熱が出て寒気がし、咳が出る」

こうしてみるとやはり最後の部分がよくないと思います。かぜといわれる状態でも鼻水だけということもあればのどが痛いだけということもあって、熱や寒気は必須条件ではないからです。

ということで、専門書である医学辞典にあたってみることにします。『医学書院　医学大辞典』には「かぜ症候群」という項目があって次のように説明されています（専門用語が使われていて、しろうとであるみなさんにはわかりにくいと思われる部分があるので一部改変しました）。

「かぜ症候群〔急性上気道炎〕　上気道粘膜の急性炎症の総称であるが、病変は下気道にまで及ぶこともある。原因は感染によることが多く、ほとんどはウイルスによる感染症である。軽い鼻症状の普通感冒から、全身症状の強いインフルエンザまでさまざまである。

多くの人が1年に1回以上かかり子どもの場合はかかる回数が多い。鼻水、鼻づまりなどの鼻症状を主体とする鼻かぜ、のどの痛み、声がれなどを主体とするのどかぜ、せき、痰を主体とする気管支かぜ、全身症状の強いインフルエンザなどさまざまの病型がある。

鼻かぜはライノウイルス、RSウイルス、コロナウイルスが、のどかぜはアデノウイルス、コクサッキーウイルス、パラインフルエンザウイルス、気管支かぜはアデノウイルスやパラインフルエンザウイルスのほかマイコプラズマやクラミジアが起こしやすいとされる。診断は臨床的なものであり容易であるが、原因ウイルスの検索は困難で、インフルエンザ以外、一般的には行われていない。

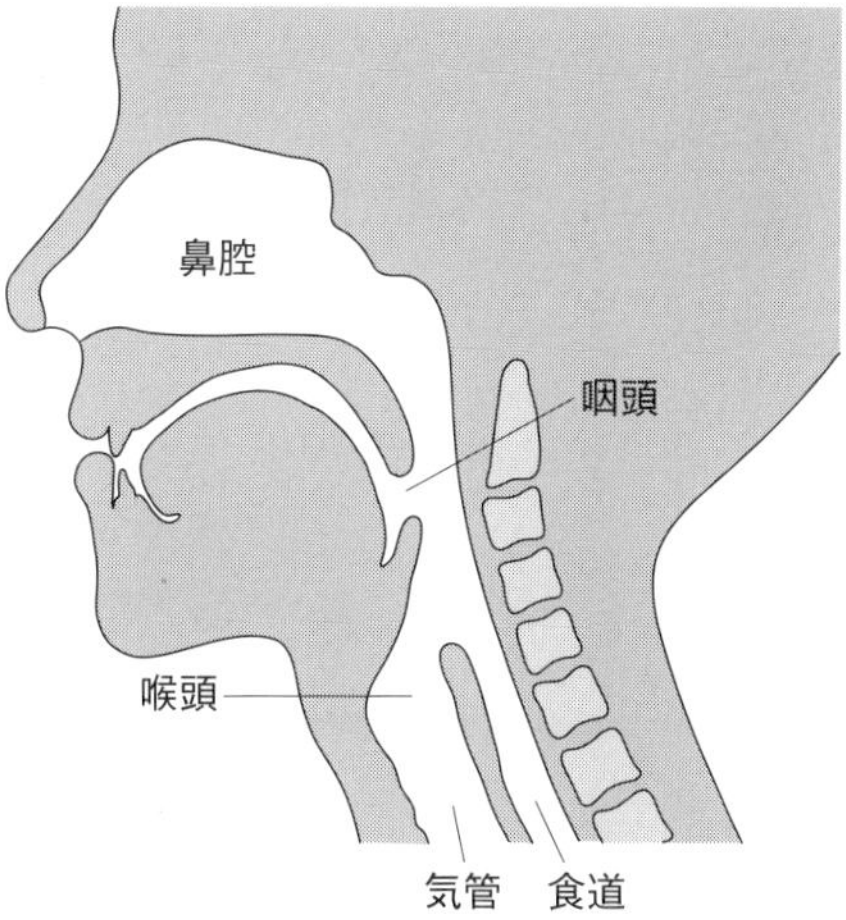

図４　上気道は鼻の穴から喉頭までの部分

かぜ症状を呈する、あるいはかぜ症状で始まる他疾患との鑑別が重要である。予後は通常良好で、数日〜1週間で軽快する」

いかにも辞典らしい硬い表現で、専門家でないとわかりにくい単語もふくまれていますが、意味はつかんでいただけたと思います。

かぜと言ってもていねいに説明するとこうなるということですが、さらにもう少し説明を加えましょう。

かぜの症状はウイルスが原因

まず、かぜは上気道に炎症が起こった状態の総称ということですが、上気道というのは図４の鼻の穴から鼻腔《びくう》、副鼻腔（鼻の奥にある洞窟のような部分）、鼻咽頭部《びいんとうぶ》

（鼻とのどの境目の部分）、咽頭口部、喉頭《こうとう》までの部分に当たります。それより先の気管、気管支、肺の部分は下気道です。

この上気道のそれぞれの部分に炎症が起こると、鼻かぜだったり、のどかぜだったりするわけで、そうした症状はほとんど、ウイルスが原因で起こります。

ウイルスの種類もいろいろで、先ほど挙げたウイルスのほかに、最近ではメタプノイモウイルスというウイルスが鼻かぜの原因としてかなり多いのだといわれるようになっています。

のどかぜの中には細菌による扁桃炎もふくまれますが、細菌性の扁桃炎などはかぜとは別と考えるので、「かぜ＝ウイルスによって起こる上気道の炎症」と考えてよいということです。

かぜの診断はどうするかといいますと、患者さんが訴える症状から「かぜでしょうね」といった推測診断をするわけで、実際にはそれでほとんどの場合間違いがありません。本当は鼻やのどを綿棒でぬぐって、ウイルスがいるかどうかを調べるという検査をするべきなのでしょうが、検査の結果が出るまでに何日もかかったりすることが多く結果がわかったころには治っている場合が多いので、ふつうは検査をしません。インフルエンザが疑わしい時に迅速検査という15分くらいで結果がわかる検査をするくらいです。

かぜは万病のもとと言われてこじらせると肺炎になったり、かぜだと思っていると肝炎だったりといったこともまれにはあって、かぜを見くびってはいけないのですが、大半は自然に治ります。

辞典の説明の最後に「予後は通常良好で、数日〜1週間で軽快する」と書かれていますね。予後というのもむずかしい言葉ですが、経過と言い換えるとわかりやすいでしょう。そうすると「かぜ症候群の経過は良いのがふつうで数日〜1週間で軽快する」ということになり、特に治療をしなくても自然に治るのがかぜの特徴といってよいわけです。治療をしなくても治るのだったら薬もいらないということになりそうで「かぜの薬」なんてタイトルにしたのがまちがいと思われるかもしれません。

でも、前にもお話ししたように薬は病気を治すためにだけ存在するのではありません。つらい症状をとったりやわらげたりする薬もたくさんあります。実際の話、病気を治す力のある薬はとても少なく、多くの薬は症状を軽くするものです。

かぜの場合も、もっぱら症状をやわらげるための治療が行われており、これは対症療法と呼ばれます。

薬で症状をおさえるのはよくないこと？

かぜに対しては長いこと、当たり前のように対症療法が行われてきました。熱が出ていれば熱を下げる、せきが出ればせきを止める、頭が痛ければ痛みをおさえるというようなことは医者としては当たり前の仕事と考えて、ぼくもそうした対症療法をしてきたのです。

しかしこのところ対症療法に対する疑問がいろいろ出てきました。そのあたりのことについてお話ししましょう。

今、もっとも新しい医学の考え方の一つに「進化医学」という考え方があります。それは簡単に言えば「人間にとっては病気になることが必要なことであり、また病気になった時なにか症状が起こるのも病気を治すために必要なことなのだ」という考え方です。

症状が起こることが病気を治すために必要なことだとしたら、薬で症状をおさえるのはよくないということになりそうですが、それはみなさんの常識をくつがえすでしょうね。

ともかく今、進化医学的な見方でこれまでの対症療法を見直してみるということが行われはじめているのですが、そうした見直しの中でもっとも有名なのが「発熱という現象の見直し」です。

そこでまず、発熱と解熱剤についてお話しすることにしましょう。

熱を下げる薬

子どもの発熱はこわいもの？

子どもを育てているお母さんやお父さんの多くは、子どもが高い熱を出すとオロオロします。「このまま高熱が続いたら脳に障害が起こるのではないか」とか「高熱のために生命に関わることだってあり得るだろう」というふうに考えてオロオロするのです。

子ども自身は高熱にもかかわらずふつうに食べたり飲んだりして平気で遊び回っているのですが、高熱なのにどうしてそんなに元気でいられるのか、大人にはとても理解できません。「熱が高いんだから寝てなくちゃだめ」と叱っても子どもは聞く耳をもたずはしゃいだりして親を困惑させます。

しかし、実際のはなし、熱の高さと病気の重さは関係がありませんから、軽い病気で高

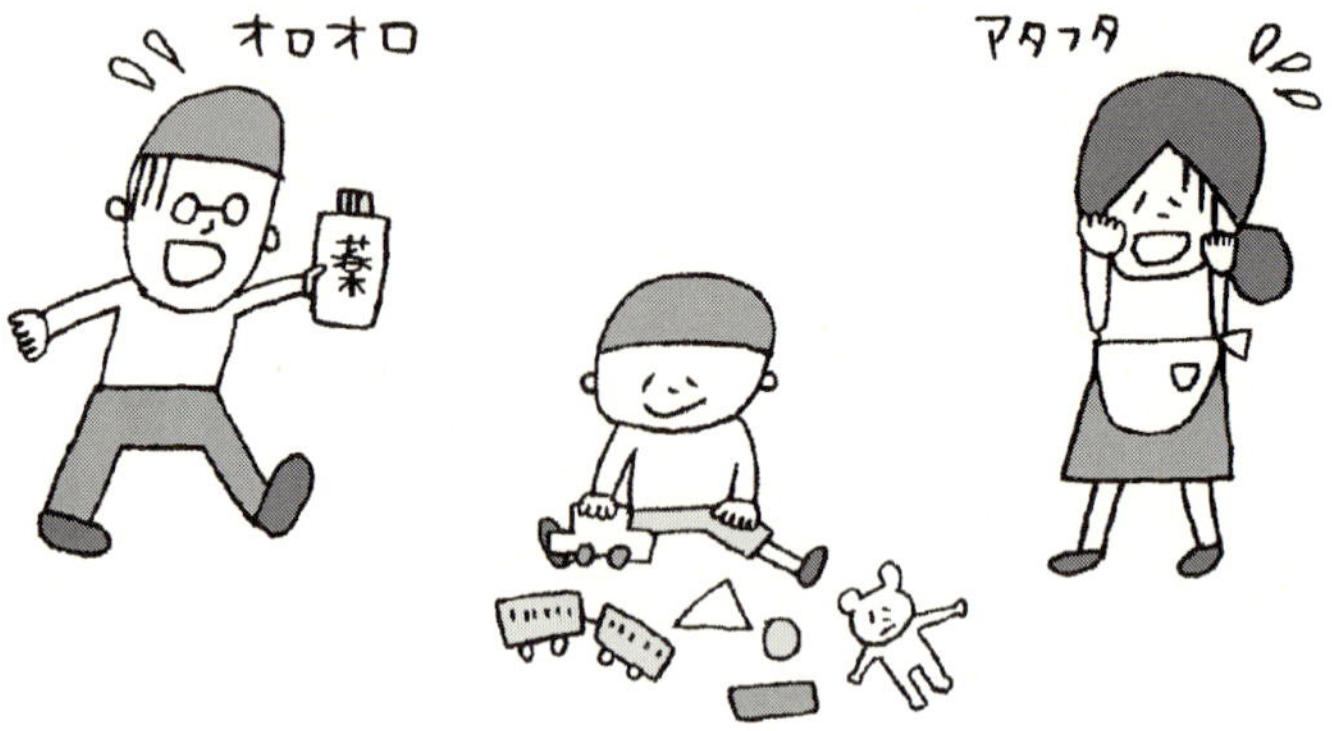

親はオロオロ、子どもは元気

熱が出ている場合、子どもは元気であって当然なのです。

今、「小児科医は忙しすぎて疲れ切っており、小児科医になろうとする人も少なくなっている」とか、「病院の救急外来は混み合ってパンク状態」といわれますが、その原因の一つとして、親たちが子どもの発熱をこわがりすぎているということがあります。病院の救急外来に来ている子どものうちかなりの数が「大したことのない病気で熱が出ている」という状態であり、この子どもたちが救急外来に来ないですめば、救急外来はスムーズに動くはずなのです。

そんなわけで子どもの発熱についてじっくり勉強してみましょう。

今、子どもが熱を出すと、たいていのお母さん、お父さんはなんとか下げようとするでしょう。冷やしてみたり、病院からもらった熱さましの坐薬などが手もとにあればそれを使ったりして熱を下げる努力をすると思いますが、熱は下げるべきものなのでしょうか。

ぼくの手もとに、今から70年前、１９４０年（昭和15年）に発行された『キング』という雑誌があります。『キング』は70年前には老若男女、とても多くの人が読む「国民的雑誌」と言われた雑誌ですが、この中に医学博士である岡部卓也という人が書いた「副作用を残さぬ自然の解熱法」という文章がのっていて、その中に次のような一節があります。

「素人考えでは、いきなり熱がいけないんだと決めてしまいたいのですが、事実はむしろあべこべで、時には熱が病菌に対する有力な防御手段の一つともなります。学者の実験によりますと、人工的に加温した動物に、肺炎菌や丹毒菌を接種して見るに、平熱の動物よりも経過が良好であったと云われます」

なにしろ70年前に書かれたものですから、今は使わない言葉が出てきています。病菌は今は病原菌といいますし、丹毒菌という名前も今はありません（丹毒という病気は今もありますがまれにしか見られませんし、丹毒の病原菌は連鎖球菌やブドウ球菌だと言われていて丹毒菌という細菌はありません）。

でもこの文章はすばらしく、ここに書かれている内容が最新の進化医学の考え方にピッタリ合っているのに驚かされます。

70年前、すでに「発熱という現象は病気を治すのに役立っているのだから、熱が高いからといってやたらに下げるべきではない」と言われていたのに、今はたいていの人が「熱が出たらなるべく早く下げた方がいい」と思っていて解熱剤が乱用されているのです。

そしてそうした解熱剤の乱用が副作用として重い脳症を起こしたりもしてきたのですから、ここで、発熱について改めて考えてみることが必要なのです。

アスピリンの副作用

さてもう一度、70年前の文章に戻りますが、この文章の中に「一般家庭でよく用いられる解熱剤はアスピリンです」と書かれています。アスピリンは今も広く使われていますが、この薬は70年前にも使われていたのですね。アスピリンというのは製薬会社がつけた商品名で、本当はアセチルサリチル酸といいますが、アスピリンという商品名が広く有名になり、世界中でこの商品名が使い続けられています。

さてぼくが医者になったころ、それは40年以上前ですが「解熱剤のうちもっとも安全で効果があるのはアスピリン」と言われていました。そして解熱剤としてはアスピリンにフェナセチン、カフェインを加えたＡＰＣ処方（３つの薬の頭《かしら》文字をとったものです）という処方がよく使われていたのです。しかしフェナセチンに腎臓を傷つける副作用があるということが言われるようになってフェナセチンは使われなくなりました。そしてカフェインも加えられなくなり、アスピリンが単独で使われるようになりました。

アスピリンのような薬は解熱鎮痛薬と呼ばれていますが、一般に解熱剤として使われる薬の多くは鎮痛作用（痛みをやわらげる作用）も持っているのです。そして解熱鎮痛薬の中にも「熱を下げる効果は強いが痛みをやわらげる効果が弱いもの」や、「痛みをやわらげる効果は強いが熱を下げる効果は弱いもの」などもあります。

アスピリンは熱を下げる効果も痛みをやわらげる効果も強いので広く使われました。アスピリンが解熱鎮痛薬のトップブランドである時代は長く続いたのです。アスピリンに対してアレルギーを起こす人やアスピリンを飲むとすぐ胃の調子が悪くなるという人にはアセトアミノフェンという解熱鎮痛薬が使われました（アセトアミノフェンはいろいろな商品名で発売されています。ナパ、ピリナジン、カロナール、アトミフェン、アニルーメ、コカールなどです）。

アセトアミノフェンは解熱鎮痛薬として使われることの多い順位としては２番目でしたが、アスピリンに相当差をつけられての２位というところでした。

ところが１９８０年代ごろになってアメリカで、アスピリンとライ症候群と呼ばれる脳症とに因果関係があると言われるようになりました。具体的には、「水痘《すいとう》（水ぼうそう）

やインフルエンザの子どもにアスピリンを使うとライ症候群を起こすことがある」と言われたのです。

そこでアメリカでは、水痘やインフルエンザにアスピリンを使うのをやめたのですが、そうしたらライ症候群の発生が激減しました。この事実は結果的にアスピリンがライ症候群を起こす犯人であったことを証明してしまいました（ライ症候群は、くり返すけいれんと肝臓の働きが急に低下することを特徴とする重い脳症です）。

アメリカでのアスピリン使用中止にならう形で、日本でも子どもの水痘やインフルエンザにアスピリンが使われることが激減しました。ただ日本では、アメリカとは別のもっと重大な問題がありました。

日本で使われていた解熱剤

欧米では、子どもに使われる解熱鎮痛薬はもっぱらアスピリンとアセトアミノフェンでそれ以外の薬は使われていませんでしたから、アスピリンが使われなくなればアセトアミノフェンだけが使われることになったのです。そしてアセトアミノフェンは安全性の高い解熱鎮痛薬であるため、特に薬害は起こらなくなりました。

しかし日本ではアスピリンよりもっと強力な解熱鎮痛薬であるポンタール、ボルタレンなどが使われていました。これらの強力な解熱鎮痛薬は「子どもに使っても安全という証拠はない」と言われていましたから子どもに使うべきものではなかったのですが、「熱を早く下げてほしい」と切望する保護者に迎合するかのように医療現場では子どもにも多用されていました。

ぼくはこういった薬は使わずアセトアミノフェンだけを使っていましたが、それで特に支障はなく、ポンタールなどがさかんに使われる状況を苦々しく思っていました。

一方、日本では外国にくらべてインフルエンザが原因で起こる脳症＝インフルエンザ脳症の発生が多いことが知られていました。その原因は不明と言われていましたが、ポンタールなど強力な解熱鎮痛薬の使用がインフルエンザ脳症を起こすのではないかと考えられるようになり、子どもには強力な解熱鎮痛薬を使わないようにということが国からも呼びかけられました。

ただ法的に使用が禁止されたというわけでもないので、今もポンタールなどを子どもに出しているお医者さんもいますが、その数はとても少なくなったようです。その結果、インフルエンザ脳症も減りました。

ということで、今、子どもの発熱に対して使われる薬はほとんどアセトアミノフェンだけになってきていますが、そもそも子どもの熱は下げなければいけないものなのでしょうか。

そのことをじっくり考えてみましょう。

発熱には意味がある

みなさんの中には、しょっちゅう熱を出す子どもを持って「どうしてうちの子はこんなに熱を出すのかしら」と悩み「熱が出ないような体質に変える方法があったらいいのに」と願っている人もいると思います。

でも熱が出なくて困ることもあるのです。

寝たきりのお年寄りなどですと、かぜをひいて重くなっても高い熱が出なくなっていることがしばしばあります。熱を出すだけの体力がなくなっているといっていいかもしれません。ともかく熱が高くないので肺炎の心配はないだろうと思っていると、じつは重い肺炎になっているというようなことも珍しくはありません。

ですから熱は出なければいいというものでもないことはわかるのですが、実際のところ、現在の医学のもっとも新しい考え方では「感染に対する防御の一つの方法として熱を上げるということがある」と考えられているのです。

例えば『病気はなぜ、あるのか――進化医学による新しい理解』（ランドルフ・M・ネシー&ジョージ・C・ウィリアムズ著　新曜社）という本には発熱の意味がくわしく書かれています。

この本では生理学者のマット・クルーガーという人が行った実験が紹介されています。彼はトカゲを使いました。トカゲは冷血動物ですから自分で体温を上げることができず、体温を上げるには高温の場所へ移動しなくてはなりません。

そしてトカゲは感染症にかかると自分の体温を２度くらい上げてくれるような暖かい場所へ移動していくのです。そうすると感染症が治るのですが、この場合トカゲを元の冷たい場所に戻したら死んでしまうだろうとマット・クルーガーは言っています。

子ウサギも自分で発熱することができませんから、感染症にかかるとやはり暖かい場所をさがしてそこへ移っていき体温を上げます。しかし成長したウサギは自分で体温を上げることができるので発熱します。自分で発熱すれば、もうわざわざ暖かい場所へ移っていく必要もないのです。

こうした事実は、感染症にかかった時体温が上がることは感染症を治すために必要なことらしいと推測させるのに充分だというわけです。

でも、トカゲや子ウサギと人間はちがうんじゃないのと思う人もいるはずなので、著者は人間で行われた実験もちゃんと紹介しています。これは原文のまま引用しましょう。

「人間における発熱の意義を示したもっとも劇的な証拠は、おそらく、二十世紀の初めの数十年間に、ジュリアス・ワーグナー‐ヤウレッグによって行われた研究だろう。梅毒患者の中に、マラリアを患うと症状がよくなる者がいることと、梅毒は、マラリアが流行しているところではまれであることに気づいてから、ワーグナー‐ヤウレッグは、何千人もの梅毒患者に、故意にマラリアを感染させた。一〇〇人の梅毒患者中、一人治るか治らないかという時代に、この治療によって、治癒率が三〇パーセントになるという大きな進歩を成し遂げたため、ワーグナー‐ヤウレッグは、一九二七年のノーベル生理学・医学賞を受賞した。当時、発熱の価値は、今よりもずっと広く認められていたのである」

梅毒とかマラリアとかあまりなじみのない病名が出てきてわかりにくいかもしれませんね。梅毒の方は今も特に若い人たちの間に見られ、最近ふえているとも言われるので知っている方も多いでしょう。性交で感染する性病です。

マラリアの方は、マラリアが発生している国から帰国した人が発病することがまれにあるぐらいで、国内では発生していません。

ぼくは医者生活が長いので見たことがありますが、周期的に極端な高熱が起こり、生命に関わることもある重大な病気です。

梅毒の患者さんを治すことが目的とはいえ、マラリアのような重い病気にかからせると

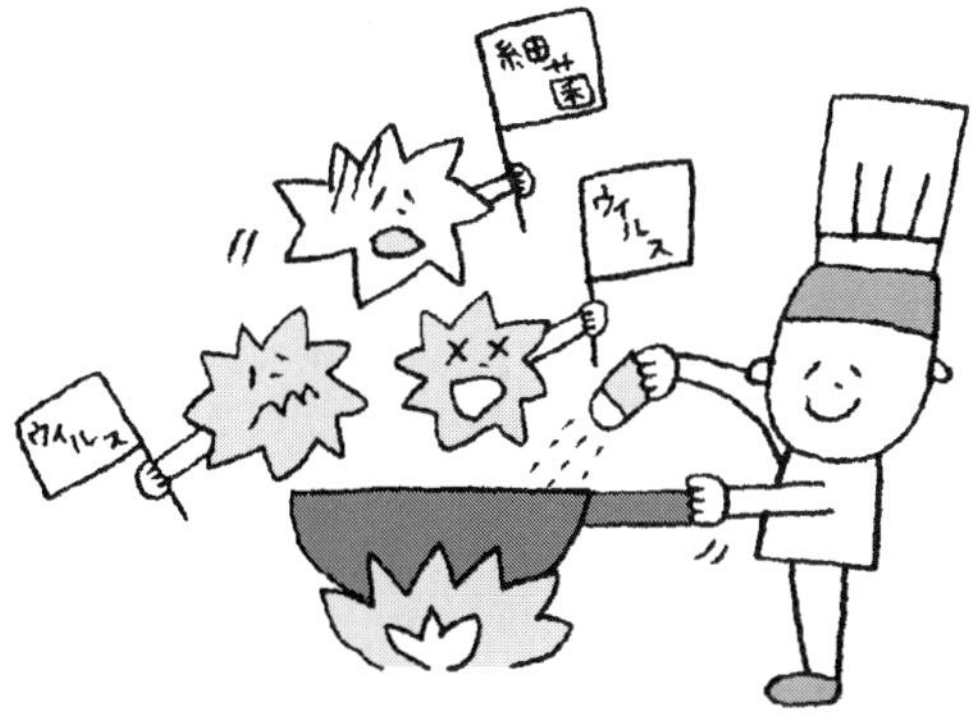

ウイルスや細菌は熱でやっつけろ

いうのはイチかバチかの非人道的な人体実験ですから、今なら決して許されません。しかし1920年頃にはこういうことも許されていて、しかもノーベル賞まで与えられているのですから驚きです。とはいえ、このことで、「高熱が梅毒を治す」ということが証明されたのです。

こんなふうに、発熱は感染症を治すために起こる「人間のからだに備わった感染症の治療メカニズム」と考えていいようですが、実際、ウイルスや細菌は高温に弱く、ぼくたちのからだが38〜39度の体温になると力が弱まってしまうと言われています。

微生物の力が弱まることのほかに、体温が上がると免疫の力が強くなるとも言われています。

体温は一日じゅう同じではない

ここで、発熱に関することとして「体温が高いことの利点」を話のついでに紹介しておきましょう。

アメリカの女性サイエンスライターであるジェニファー・アッカーマンが書いた『からだの一日』（鍛原《かじはら》多恵子訳　早川書房）というとても面白い本に、次のように書かれています。

「体温は一日のうちに二度近く変動する。早朝のおよそ三六度一分という体温に始まり（つまり、朝いちばんに測った体温が三七度なら、あなたは微熱がある）、午後遅くか夕刻早くにはおよそ三七度二分あるいは三七度八分まで上昇するのだ。こうした体温変化によってあらゆる身体機能は大きな影響を受ける。たとえば、体温が高いときには、痛みに対する耐性、筋肉の柔軟性、反射速度、眼と手の協調、文章の校正精度も高い」

なかなか興味深いことが書かれていますね。

まず、ふつうの人が一日のうちで2度近くもの体温変化を示すというのが驚きです。午後になると37度2分から37度8分まで上がるというのもびっくりですね。

ぼくのところへはこれまで「37度台の熱が何ヵ月も続いている」ことを心配して診察に

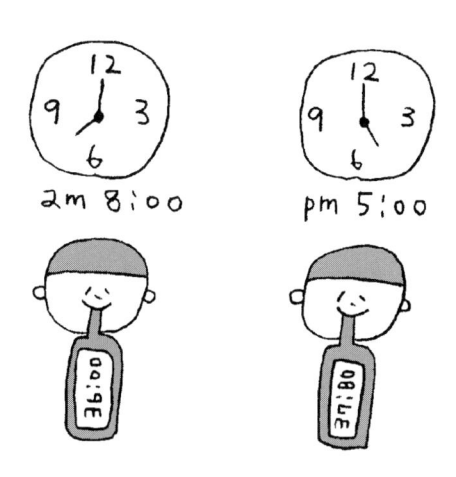

体温は一日じゅう同じではない

来た人が何十人もいますが、まれに貧血が見つかることがあるくらいでほとんどなんの異常も見つかりませんでした。それも、午後の体温が37度以上というのは当たり前のことと考えれば不思議でもなんでもないわけです。

　また、体温の高い時の方が痛みに耐える力が強くなったり仕事の能率が上がったりするのだとすると、体温は高い方がいいにきまっていて、それを下げようとするのは無意味なことになりますね。

　というわけで、感染症にかかって高熱になった時体温を下げることは好ましいことではないようです。

アセトアミノフェンは使ってもよい解熱剤

解熱剤を使って体温を下げると病気が長びくかどうかを調べた研究があって、それも『病気はなぜ、あるのか』にのっていますので紹介しましょう。

まず、水痘（水ぼうそう）にかかった子どもがアセトアミノフェンを飲むと、偽薬（砂糖でできた錠剤）を飲んだ子どもより、治るのは平均して約1日長くかかったという研究があります。

また、別の研究ではまず56人のボランティアがウイルスの付着した鼻腔スプレーを使ってわざとかぜをひきました。そしてその人たちを2つのグループに分け、一方はアスピリンかアセトアミノフェンを飲み、もう一方は偽薬を飲みました。そうすると、偽薬を飲んだ人たちの方が鼻づまりが軽い人が多く、またウイルスを排出する期間が短い（つまり他人にうつす期間が短い）という結果が出たといいます。

ただ、進化医学について書かれた本にも「発熱を解熱剤でおさえることが100％いけないというふうに考えるのも問題だ」というふうに書かれています。

ぼくたちが薬を使うのは病気を治そうと思う時だけではなく、不快な症状を軽くしようと思う時もあるわけです。発熱について考えてみても、「発熱に強い人」と「発熱に弱い人」はいます。大人の場合、高熱があっても平気で働いている人もいれば、少々熱が上がっただけでも動けなくなってしまう人もいます。小さい子どもは大人より熱に強いように見えますが、中には熱が高くなると吐きやすくなったりぐったりしてしまったりする子どももいます。また、熱が出ると強い頭痛を伴うという子どももいます。

高熱でつらい思いをしている子どもにも絶対に解熱剤を使ってはいけないということはなく、ただ解熱剤を使うと病気が1～2日長びくかもしれないと覚悟していればいいと思います。

先ほど、ウイルスや細菌は高温に弱く、人間の体温が上がると弱ってしまう傾向があると書きましたが、すべてのウイルスや細菌が体温上昇に弱いとまではいえないようです。中には高体温になってもなんの影響もうけないウイルスや細菌もいるはずですし、高体温が好きで、体温が上がると元気になってしまうウイルスや細菌だっている可能性はあります。

ですから一般論として「高熱が出ていても特にからだに悪い影響を与えないから薬で下げる必要はない。つらがっている時だけ、熱の下がり方がおだやかなアセトアミノフェンを使ってもよい」というふうに考えておくとよいと思います。

発熱とひきつけ

「でも、熱が出るとひきつける子どもはどうなの」という疑問を持つ人がいるでしょうね。そこで、ひきつけと、ひきつけ予防の坐薬とについて考えてみましょう。

ひきつけは正しくは熱性けいれんといいます。小さい子どもが急に高熱を出した時、突然白目をむいてからだをつっぱらせ、その後からだをガクンガクンとけいれんさせることがあり、これを医者は熱性けいれんと呼び、一般にはひきつけと呼ばれるのです。

子ども100人のうち3〜4人はひきつけを一度は経験するといわれますから決して珍しいものではありません。ぼくたち小児科医は見なれているので驚きませんが、はじめて見た人は絶対に驚きます。ひきつけについて何度も育児書で読んだことがある人でも、自分の子どもが白目をむいているのをはじめて見た時は驚き「このまま死んでしまうのではないか」と不安になるのがふつうです。そのまま抱きかかえて髪ふりみだし病院へかけこんだとしてもはずかしいことではありません。

それくらいショッキングなひきつけですが、ほとんどの場合子どもにとってはなんの害もないのです。

ではもう少しくわしくお話ししておきましょう。

ひきつけは先ほども言いましたように、3〜4％の子どもに起こりますが、初めてひきつけを起こす年齢としては1〜2歳が多いのです。

一度ひきつけた子どもがその後また高熱になった時にひきつける確率はかなり高く40％ですが、90％の子どもは一生のうちひきつける回数が2回以下です。そして6歳くらいになるとひきつけなくなるのがふつうです。5回以上ひきつける子どもも数パーセントいますが、回数が多くても後遺症が残ったりはしません。

ただ、最初は熱が出た時にだけひきつけていたのに、だんだん熱がない時にもひきつけるようになって、てんかんだったことがわかる場合もあります。ひきつけが長びいて15分以上も続く時や、一日のうちに何度もひきつけが起こるような場合はてんかんの可能性もあるので、脳波などの検査をすることもあります（といっても、こういう形のひきつけを起こした子ども100人のうち5人くらいがてんかんと診断されるくらいの少ない頻度です）。

てんかんと診断される場合は抗てんかん薬という薬で治療するのがふつうですが、単なるひきつけの場合は起こっても害はないのですから薬はいりません。

しかし、ひきつけを予防する薬というものがあってよく使われています。それはジアゼパムという薬で商品名はダイアップといい、坐薬の形で使われます。

ひきつけを予防する薬

ジアゼパムは精神安定剤と呼ばれる薬で、不安をとり除くためなどに使われますが、けいれんを止めたり予防したりする作用もあります。

ひきつけの場合、熱が急に上がる時にけいれんが起こるので、熱が上がりそうな時にジアゼパムを使えばけいれんの予防ができるのではないかと考えられました。そして実際に熱の出はじめの時期にジアゼパムを使ってみたところ、ひきつけが予防できることがわかりました。もちろん１００％予防できるわけではないのですが、ひきつけを起こす可能性を８割くらい減らすと言われています。

具体的な使用法をお話ししましょう。

ひきつけた回数が２回以下の子どもには使いません。３回起こした子どもはさらに何回か起こす可能性があるので、体温が37・５度以上になったらジアゼパムの坐薬を肛門から挿入します。そして８時間後に38度以上の熱があれば、もう一度坐薬を挿入します。これで終了です。

発熱は何日も続くかもしれないのに、熱の出はじめと８時間後と２回だけ使えばいいのはなぜでしょうか。

それは、ひきつけがふつう最初に発熱してから48時間以内に起こるからです。熱の出はじめと８時間後の２回ジアゼパムを使うと、ジアゼパムの効き目は48時間もつのです。それで２回だけ使えばいいというわけです。

ただ37・５度くらいの熱をしょっちゅう出す子どももいますから、そうすると頻繁にジアゼパムを使うことになります。頻繁にジアゼパムを使っても特に副作用はありませんから心配はいらないのですが、やはりたびたびは使いたくないと思うお母さん、お父さんも少なくありません。

また、子どもによってはジアゼパムを使った翌日も薬の効果が残ってボーッとしていたりフラついたり、逆に興奮状態になったりすることもあります。こうなるのがいやで、ジアゼパムを使いたくないというお母さん、お父さんもいます。

こういう人たちにぼくは「ジアゼパムを使うことに医学的な意味はない。ひきつけは起こっても心配のないものだから予防しなくてもいい。心配のないものといってもあのけいれんだけは見たくないという人は使っていいし、ジアゼパムを使うことの方がいやだという人は使わなくてもいい」といいます。あくまでも保護者の選択でいいのです。

ジアゼパムが使えるようになる前はひきつけの予防法はありませんでしたから、ぼくの医者人生の半分以上はひきつけが起こる子どもに対してなんの予防もしませんでした。しかし、特になにも困ったことは起こらなかったのです。結局ジアゼパム坐薬は「またひきつけるのではないか」と不安になっているお母さんやお父さんを楽にするための薬だと考えて下さい。ですから「ひきつけが起こってもかまわない」と考えるお母さん、お父さんは使わなくてよいのです。

ひきつけと解熱剤

ひきつけやすい子どもについては解熱剤を使うべきかどうかという問題もあります。高熱がひきつけの原因になるとすれば、解熱剤で下げておけばひきつけにくいのではないかと考えたくなります。

しかし、ひきつけは体温が急に上昇する時に起こりやすく、熱が上がりきってしまってからは起こりにくいという特徴があります。

解熱剤を使うと、熱はいったん下がっても解熱剤の効き目が切れる時間になるとまた上がりますが、この時またひきつける可能性があります。解熱剤で体温を上げ下げするより、上がりっぱなしにしておいた方がひきつけも起こりにくいと考えられるので、ひきつけやすい子にも解熱剤は使うべきでないと考えている医者が多いようです。ぼくも「解熱剤をすすめない派」です。

鼻水とくしゃみの薬

かぜの代表的な症状を一つといわれれば「鼻水」が思いうかぶように、鼻水もかぜの時よく見られる症状です。また鼻づまり、くしゃみも鼻水と一緒に起こることが多いので、ここでは鼻水、鼻づまり、くしゃみの薬について考えてみましょう。

花粉症の経験があるかたはおわかりでしょうが、鼻水、鼻づまり、くしゃみという症状は鼻のアレルギーの症状でもありますから、かぜをひいていなくても起こります。

実際、患者さんから「この鼻水や鼻づまりはかぜのせいでしょうか、鼻炎のせいでしょうか」と聞かれることが多いのですが返事に窮します。

ぼく自身、子どものころから鼻アレルギー（アレルギー性鼻炎ともいいます）があって、ほとんど常に鼻がつまっています。鼻水が出ることは少ないのですが、時々ひどく出てとまらなくなることがあります。こんな時、その鼻水がかぜのせいなのか鼻アレルギーのせいなのか判断がつかないのです。

のどが痛かったりふしぶしが痛かったりすればかぜのせいだと考え、そういった症状が

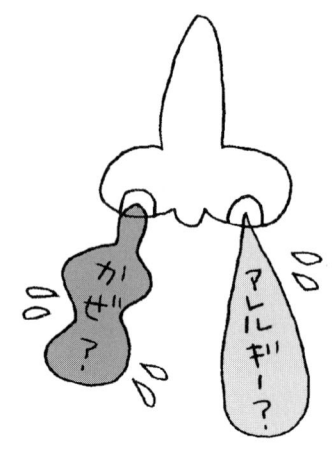

その鼻水、かぜ?　アレルギー?

なく鼻水、くしゃみだけだったら鼻アレルギーのせいだろうと勝手に考えています。

耳鼻科のお医者さんなら、鼻の内側の粘膜が白っぽいか赤いかといったことや、鼻水を一滴とって顕微鏡でのぞき好酸球という白血球の有無を確かめたりしてかぜと鼻アレルギーの区別をするのでしょうが、ぼくのような小児科医にはむずかしいのです。

かぜの場合なら4〜5日で鼻水、くしゃみもとまるのがふつうで、10日間、2週間というふうに鼻の症状が続いていたら鼻アレルギーと考えてよいと思います。

鼻アレルギーに対しては治療法がありますが、鼻かぜで起こった鼻水、くしゃみには薬があまり効かないと言われています。「かぜに効く薬はない」という法則が鼻水にもあてはまります。でも、鼻水が長いこと続いている子どもの場合、かぜと鼻アレルギーが重なっていることも多いようで、鼻アレルギーに対しての効果を期待して、抗ヒスタミン剤（ペリアクチン、ネオレスタミン、アレルギン、インベスタンなど）が出されたりもしています。しかし実際にはあまり効いていないようです。

また、最近、抗ヒスタミン剤はけいれんを起こすこともあるので子どもにはあまり使用すべきでないともいわれます。抗ヒスタミン剤の使用は今後、減っていくことでしょう。

せきを止める薬

せきはなぜ出る？

次はせきです。最近は「長いことせきが続いて困っている」という患者さんがとても多くなりました。大人も子どもも同じで、１ヵ月以上せきが続いているというような人が何人も診察室に現われる日もあります。「どうしましたか」とぼくが聞いて「せきが続いているんです」という答えが返ってくると、ぼくは少し心がなえます。というのは長いこと続くせきを治せる自信がないからです。なぜ自信がないかと言えば、今、この世にせきをぴったり止めてくれるよい薬がないからです。

ただ、せきも発熱と同じように、からだを守るために起こる症状だから止めなくてもいいのだという考え方もあります。しかし診察中もせきが出続けているような大人を見ると「こんなにひどいせきでは仕事にさしつかえるだろうな」と思いますし、せきこんで夜も眠れないと疲れきった顔でいう人を見ると、なんとかしてあげたいと思います。いくらからだを守るためのせきだと言っても、極端に激しく出るせきをそのままにしておけばいいとは医者として言いにくいのです。

それでぼくは悩むわけですが、ここでせきについて考え、さらにどんな病気の時にせきが出るかを考えてみましょう。

ぼくたちのからだは、異物がからだの中に入ってくるのを防ぐためのしくみをたくさんもっています。涙を流すこと、鼻水を出すこと、せきを出すことなどもそのしくみの一部分です。

ごみやほこり、花粉、ウイルス、細菌などが、目、鼻、口から入ってくるのを防ぐために、涙、鼻水、せきなどが出てそれらのものを押し出すのです。かぜをひいた時に出るせきも、ウイルスや細菌がのどの奥へ侵入してこようとするのを外へ押し出そうとしたり、あるいは鼻からのどの方へ回ってくる濃い鼻水を外へ押し出そうとしたりしているわけです。

このようにせきもからだに異物が侵入してこないように食いとめる働きをしているのですが、気管や気管支に炎症が起こった場合は、特に異物が入ってくるわけでもないのにやたらにせきが出たりしてぼくたちを困らせるのです。

長びくせきが出る病気

さて、ぼくが長いことせきが出ている子どもを診察する時、まず、どんな病気でせきが出ているのかを考えます。せきの出る原因になる病気はいろいろあるからです。

①ぜんそく

せきが出て、胸のあたりでヒューヒューと音がするという場合は、ぜんそくの可能性があります。ぜんそくは突然呼吸困難が起こるという病気で、その重さによって治療もさまざまになります。ぜんそくの薬については第5章（202ページ〜）でくわしく説明しています。

②百日咳

百日咳は最初2週間くらいは軽いせきだけで子どもも元気なのですが、その後、急激にせきがひどくなり、息を吸う間もなくコンコンコンとたて続けにせきこみ、この間呼吸をしないので顔は真っ赤になります。せきこみが終わる瞬間にヒューという音がしますが、これは急速に息を吸いこむために起こる音です。

こういうせきの発作は夜間に多く、せきこんでヒュー、せきこんでヒューということをくり返します。昼間もちょっとした刺激でせきこみをくり返すようになり、食事をとろうとしただけでもせきこむため元気がなくなり、体重も減ったりします。

百日咳のせきにはせき止めもほとんど効きません。刺激になるような気温変化や周囲の人の喫煙をさけること、食事で吐くことをさけるためにミルクや食事の1回の量を減らすことなどをしてみます。百日咳については第4章（121ページ）でもふれています。

③肺炎

高熱と激しいせきがあり、元気もなくなるというような時は肺炎の可能性があります。肺炎の診断はレントゲン写真をとらなければできません。いくら肺炎らしい症状があっても、レントゲン写真で異常がなければ肺炎とは診断しないのです。肺炎も原因がいろいろあって、細菌によるもの、ウイルスによるもの、細菌とウイルスとの中間的生物といってよいマイコプラズマによるものなどがあります。

細菌によるものは症状が激しいので診断がつきやすいのですが、ウイルスやマイコプラズマによるものは見逃されることがよくあります。

ただ、軽いウイルス性肺炎やマイコプラズマ肺炎は自然に治ってしまうことが多く、見逃されても特に問題がないことが多いのです。マイコプラズマによる肺炎の時に出るせきは特有で、ベテランの小児科医ですと、子どもがせきをしているのを聞いただけで「マイコプラズマかな」と疑ったりします。

こういう特徴あるせきのほか、〝長いことせきが出ていて時々熱が出る。なんだかだるそうにしている〟といった症状がある時、レントゲン写真をとってみるとびっくりするほどはっきりした肺炎の影が出てきたりします。マイコプラズマ肺炎は症状の軽さとレントゲン写真の異常の程度とがつりあわないところに特徴がありますから、レントゲン写真のはっきりした異常に驚く必要はありません。マイコプラズマ肺炎の多くは静養しているだけで自然に治ることが多いのです。

とはいえ、肺炎は肺炎ですから、せきもかなり強くせきこむと楽ではありません。なに

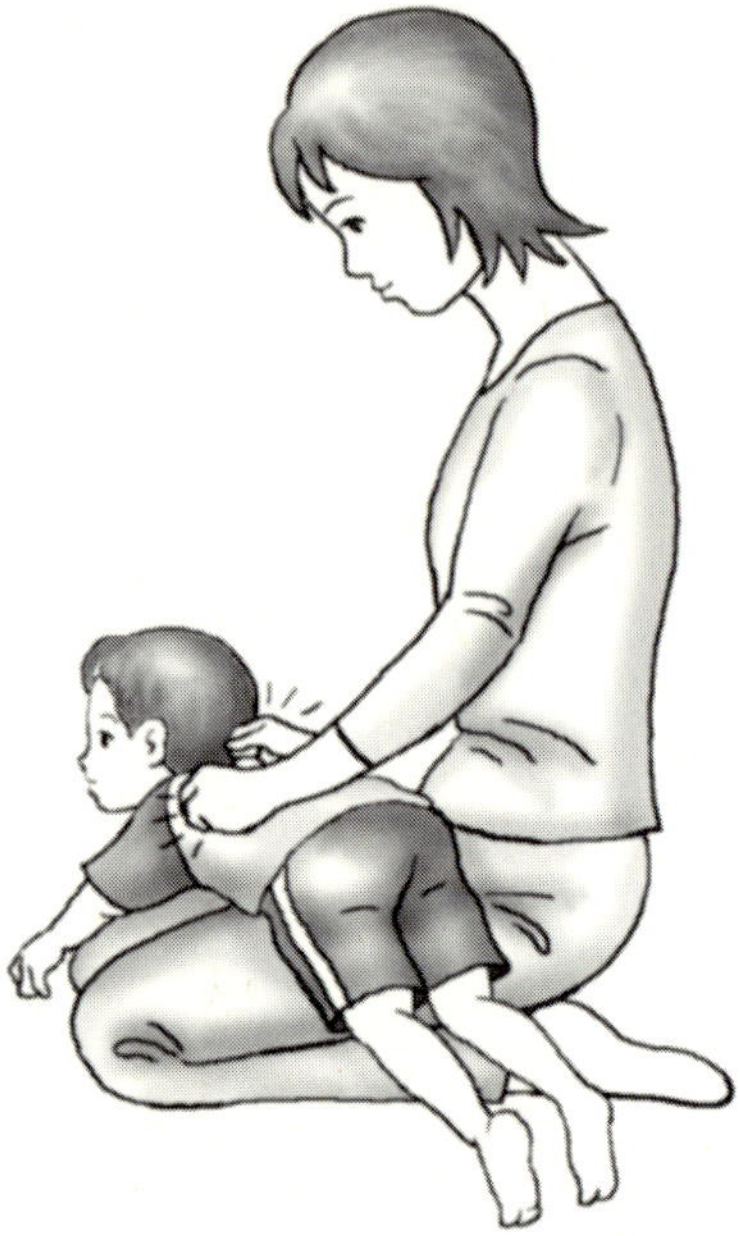

図５　せきがつらいときの痰《たん》の出しかた

か楽になる方法はないでしょうか。

「小児科診療」（診断と治療社）という専門誌の２００２年11月号で、小児科医の横山美貴《よしき》さんが次のように書いています。図５を見ながら読むと理解しやすいと思います。

「肺炎は山火事にたとえられる。山の木が焼けはげ山になるように、気管支の線毛もはげおち痰は肺から出にくくなる。焼け跡にいっぱい灰が残るように、肺炎でも熱が下がり回復してくるころ痰がとても多くなる。肺に痰がたまっているとバイ菌がつきやすくなるので、しっかり痰出しをする。

手をお椀のようにつぼめてトントンと胸と背中を軽くたたき、振動で肺にこびりついた痰をはがし、ゴホンゴホンと咳をして痰出しする。口から出せなくても、肺から出て飲みこめばよい」

少し解説をしておきますと、気管支の内側には線毛という毛があって、これがなびくようにうねって痰を外へおし出すのですが、肺炎になると線毛がはげ落ちるので痰を外側へ出せなくなるのです。そうすると痰がからみ、それを出そうとしてせきも出ますから苦しいのです。そこで痰をうまく押し出すために胸と背中を軽くたたいてやるのがいいということです。痰をうまく出す薬もないので、こうした人間の手による方法がいいということになります。

④感染後咳嗽

このような手順でぜんそく、百日咳、肺炎などの病気ではないことがわかったとして、長びくせきの原因にどんなものがあるでしょうか。

感染後咳嗽《がいそう》と呼ばれるものがあります。これは簡単に言うと「かぜをひいてなおった後、せきだけが長期間続く」という状態です（せきのことをむずかしくいうと〝咳嗽〟になります)。

感染後咳嗽を引き起こすかぜの原因はウイルス、マイコプラズマ、クラミジアなどさまざまですが、大した症状ではなく、ふつうのかぜです。熱などの症状がなくなったのにせきだけ続くのです。

2006年にアメリカの胸部医学会が感染後咳嗽を次のように定義しました。

(1)ウイルスやそれに似た微生物に感染した後、せきが3週間以上続くが8週間以上は続かない。

(2)胸のレントゲン写真をとってみても異常が認められない。

(3)せきは最終的には自然に治る。

こういうものです。せきが治るのに3週間から8週間もかかるのですから、困ったものです。せき止めの薬が効かないので患者さんはあちこちお医者さんを替えてみますが(ドクターショッピングといいます)、どこへ行ってもよくなりません。感染後咳嗽は大人にも子どもにも見られますが、大人の方が困っている人が多いようです。

こういう咳があることを知った上で8週すぎるのを我慢して待つということが必要でしょう。

⑤ 副鼻腔炎

長期間せきが出ている時、その原因が鼻だということは少なくありません。副鼻腔炎が原因でずっとせきが続いている状態は、副鼻腔気管支症候群などという重々しい病名がつけられています。

副鼻腔炎を簡単に説明しておきましょうね。

副鼻腔というのは鼻の奥にある洞窟のような部分です。図6（100ページ）を見て下さい。鼻かぜやのどかぜの場合、鼻の中やのどにウイルスや細菌がくっつきますが、このウイルスや細菌がどんどん鼻の奥、のどの奥に進出していって副鼻腔まで入りこんでしまい、そこで炎症を起こすと副鼻腔炎と呼ばれます。

副鼻腔炎になると図6の部分に痛みが起こったり、ドロッとした濃い鼻水が続いたりしますが、あまり症状がない場合もあります。濃い鼻水はのどの方へ落ちてくるので、それを外に出そうとして反射的にせきが出ますから、副鼻腔炎がよくならないうちはせきが出続けるということもあるのです。

ですから、長いことせきが続いて小児科でも原因がよくわからない時、耳鼻科のお医者さんに一度みておいてもらうのがよいと思います。

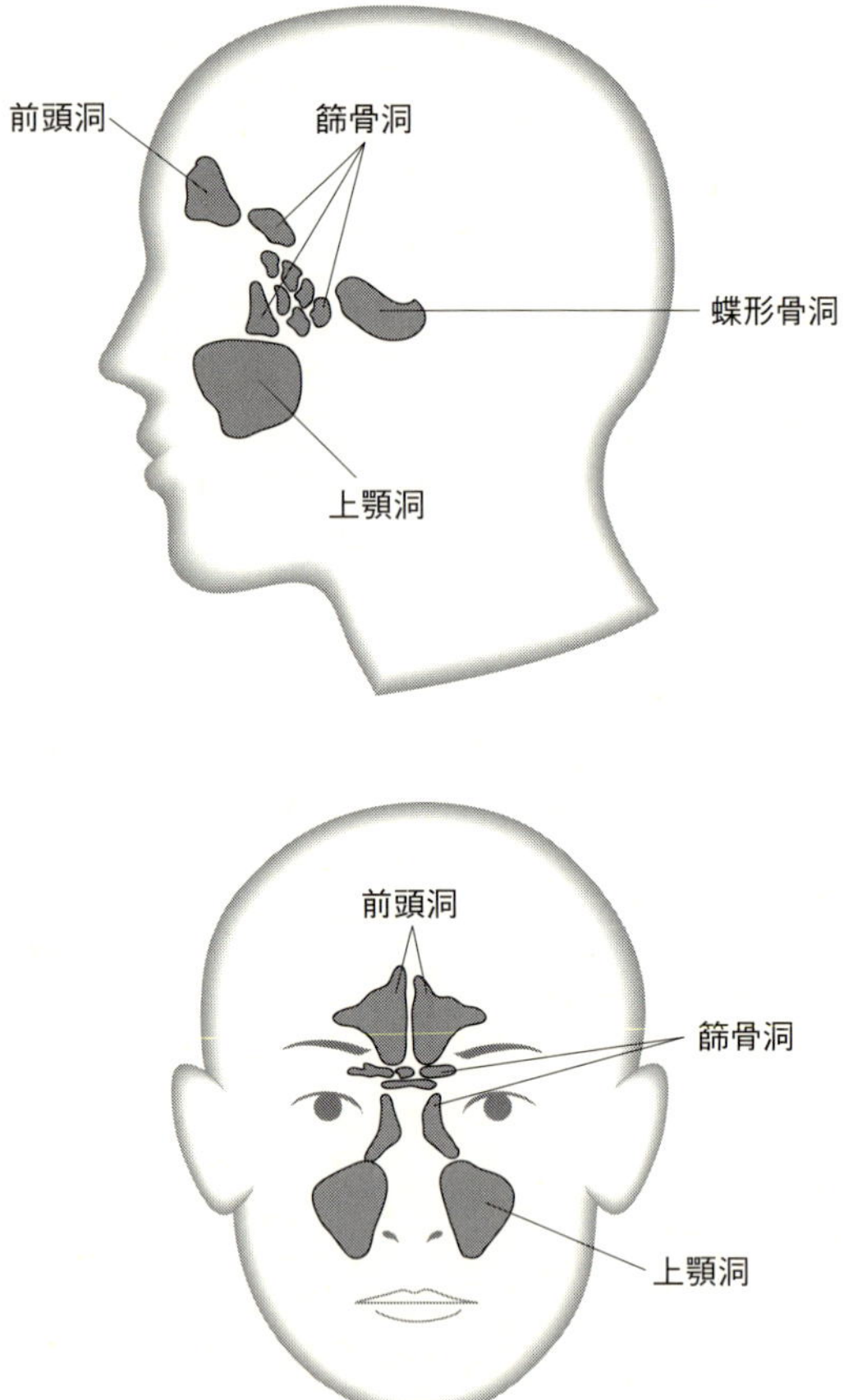

図6　副鼻腔は鼻の奥にある〝洞窟〟

※前頭洞《ぜんとうどう》、篩骨洞《しこつどう》、蝶形骨洞《ちょうけいこつどう》、上顎洞《じょうがくどう》の４つがある

⑥ 結核

最後にもう一つ、長くせきが続いている時、結核ということがまれにあります。今、子どもは結核になんかならないだろうと思ってはいけません。時にはあるのです。ただ結核の場合はせきだけでなく熱も出るのがふつうです。しかし、その熱も数日出ては下がるということをくり返すことが多いので、何回かかぜをひいたように見えてしまうこともあります。

軽いせきが何週間も続いて時々熱が出る、そして子どもが疲れやすく元気がなくなってきて体重も減る傾向があるという場合、結核の可能性を考えておかねばなりません。必ず病院を受診しましょう。

「せき止め」のしくみ

こんなふうにせきはいろいろな原因で起こります。そしてその原因になる病気を治療することでせきも軽快するわけですが、ふつうのかぜによるせきや感染後咳嗽のような、〝単純なせき〟に対しては、せき止めと呼ばれる薬が使われます。

せき止めには2種類あってそれぞれ、中枢性鎮咳《ちんがい》薬、末梢性鎮咳薬と呼ばれます。

せきはどうして出るかといいますと、のど、気管、気管支、肺の粘膜が刺激されるとその刺激が迷走神経を通って脳の中の延髄にある呼吸中枢へ伝えられます。そうすると呼吸中枢が「せきを出せ」という命令を発するのです。

そうするとせきを止める方法としては、呼吸中枢が「せきを出せ」という命令を出さないようにすること、気管や気管支など刺激を受ける部分が敏感になりすぎているのを改善することなどが考えられます。

そして呼吸中枢に作用する薬が中枢性鎮咳薬と呼ばれ、気管、気管支などに作用する薬が末梢性鎮咳薬と呼ばれます。

中枢性鎮咳薬の中ではリン酸コデインという薬が古くから使われていて有名ですが、眠気が生じたりひどい便秘になったりすることがあるので、最近はあまり使われません。またリン酸コデインはぜんそくのある子どもには使ってはいけないことになっています。

リン酸コデイン以外にメジコン、アスベリン、アストミン、ナルコチンなどがありますが、あまり効き目はないようです。

末梢性鎮咳薬には、アスドリン、アスゲンなどのほか、気管支拡張剤と呼ばれるものも含まれますが、ぜんそくには気管支拡張剤が効くものの、ふつうのせきにはどれも大して効かないようです。

痛み止めの薬

次は痛み止めです。かぜをひくと頭痛やのどの痛み、節々の痛みなどが起こることがあります。そこで痛み止めの薬が必要になることもあります。

前にもお話ししましたように、痛み止めの薬はたいてい熱を下げる効果もあわせ持っています。それで解熱鎮痛薬と呼ばれます。

こういうふうに説明をすると「たとえば頭が痛いだけで熱が出ていないような時に解熱剤を飲んだら、熱が下がりすぎないか」と心配する人がいるかもしれません。

しかし、幸い、そういうことはありません。解熱鎮痛薬は、熱が上がっている時は下げますが、平熱をさらに下げてしまうことはないのです。

ですから、頭痛が強くて子どもがとてもつらそうにしている時は解熱鎮痛薬を与えてもよいと思いますが、使う薬はアセトアミノフェンに限るべきです。

これでかぜの時に使う薬についてのお話を終わります。

全体をまとめていいますと、ふつうのかぜには薬はいらないということですね。せきにしろ、頭痛にしろ、とてもつらそうだったら薬を与えることもやむを得ませんが、頭痛にはいくらか効果があるものの、せきや鼻水に対しては薬もあまり効かないのです。薬を飲まないで、水分は十分にとってからだを休め、かぜが通りすぎるのを辛抱強く待つというのが、かぜに対する最良の治療法といえるでしょう。

この章のまとめ

- ✚かぜは特に治療をしなくても治るが、症状によっては薬で軽くすることができる
- ✚熱の高さと症状の重さは関係がない（熱が高いから症状が重いというわけではない）
- ✚高熱の時でも薬で熱を下げる必要はなく、つらがっている時だけアセトアミノフェンを使う
- ✚解熱剤を使うと病気が1〜2日長びく可能性があることを知っておく
- ✚かぜによる鼻水、くしゃみ、せきに対して効果が証明されている薬はないと考えてよい
- ✚頭痛でつらそうな子どもには、アセトアミノフェンならば与えてもよい

第4章

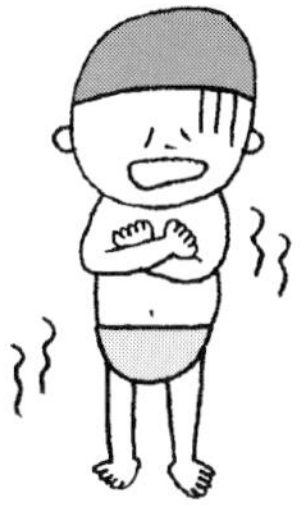

抗生物質と抗ウイルス薬について知っておきたいこと

抗生物質とはなに？

抗生物質は細菌をやっつける薬

ぼくのところへは電話や手紙、あるいは講演会の席上での質問といった形で、いろいろな質問が寄せられます。薬についての質問も多いのですが、その中でもっとも多い質問は抗生物質に関するものです。日本では抗生物質が乱用されているという事実をメディアがとりあげて報道するようになったこともあり、かかりつけのお医者さんが抗生物質を診察のたびに出したりすることに疑問をもつ人が多くなっているからでしょう。

実際のところ、多くの医療機関でさまざまな抗生物質が、頻繁にそしてかなり長期間にわたって出されているようで、お医者さんの中には「子どもがかぜにかかった時は必ず抗生物質を出す」という人もいると聞きます。

そこで、抗生物質についてじっくりとお話しすることにしましょう。

最初に抗生物質の歴史をふり返ることから始めましょうか。抗生物質の歴史は、イギリスの細菌学者フレミングがペニシリンを発見したことに始まります。１９２８年ごろ、フレミングはブドウ球菌という細菌を培養皿という入れものの中で育て、成長を観察していました。

ブドウ球菌については後で説明しますが、自然界の至るところにいる細菌で、健康な人の皮膚・口・のどなどにも存在します。

さて、ある日、フレミングが培養皿の１つを取り出してみたところ、そこに青カビがはえていました。これは実験としては失敗なのですが、フレミングはそこで大発見をしました。青カビがはえている部分のまわりに、丸くブドウ球菌の存在しない部分ができているのを発見したのです。

フレミングは「青カビはブドウ球菌を殺すかあるいは成長を止める物質を出しているに違いない」と考えました。そして青カビを使って実験したところ、青カビはブドウ球菌だけでなく、肺炎球菌などもやっつける働きをもった物質を出していることがわかったのです。

この発見以前、細菌をやっつける薬は存在しませんでしたからフレミングの発見は画期的な大発見だったのですが、10年ほどの間は注目されませんでした。１９３７年になってようやく、フレミングとは別の研究者たちが青カビの出す物質を用いて薬を作る研究を始めたのです。

こうしてペニシリンという薬がうまれました。ペニシリンは青カビが出す物質から作られたものです。青カビは学名をペニシリウムというので、薬はペニシリンと名づけられました。

細菌に対して有効な薬がないために、細菌性の病気にかかると生命に関わることも多い時代でしたから、ペニシリンの登場はまさに光明でした。しかし、ペニシリンのもとになる物質はこわれやすい性質があることや、青カビは25℃以上の温度のもとではその物質を出さないことなど、薬を製造する上でむずかしい点もあり、当時は供給が需要に追いつかないぐらいでした。

このペニシリンの開発以来、細菌をやっつける薬は次々に開発されましたが、それらの薬はまとめて抗生物質と呼ばれました。抗生物質という名前の意味は「カビや細菌などの微生物が生産する物質で、他の微生物に対抗する性質をもつもの」ということになります。

微生物にもさまざまな種類があって生存競争をしていますから、ある微生物が他の微生物をやっつけるような物質を生産していることがあるわけで、その物質を人間が利用させてもらっているのが抗生物質だということです。

抗生物質が増えた理由

抗生物質はこれまでに３０００種類もが開発されましたが、なぜこんなにたくさんの種類の抗生物質が必要だったのでしょうか。

その理由の一つに、「細菌といっても種類がたくさんあり、それら多種類の細菌のどれにも効くという抗生物質は作りにくい」ということがあります。ある抗生物質はAという細菌にはよく効くけれどBという細菌には弱く、別の抗生物質は逆にBという細菌にはよく効くけれどAには効きにくいというようなことがあるのです。

もう一つの理由は耐性菌の問題です。Aという細菌によく効いていた抗生物質が時代を経ていくうちに効かなくなってくることがあります。それはAという細菌が抗生物質に負けないように自分を作りかえた結果です。

このように変化した細菌は耐性菌と呼ばれますが、耐性菌の代表はMRSAという細菌でしょうね。MRSAは、日本語に訳すと「メチシリン耐性黄色ブドウ球菌」になります。MRSAについては後でお話ししますが、こういう細菌が登場すると、それにも効くような新しい抗生物質を作らなくてはならなくなります。

こうして抗生物質の種類は多くなっていくわけです。

抗生物質を理解するにはまず細菌というものを知っておくことが必要なので、最初に細菌について勉強しておくことにしましょう。

いろいろな細菌と細菌感染症

細菌は形と染色で分類される

最初に細菌の分類についてお話ししましょう。細菌にも非常に多くの種類があるので、それらは分類され、整理されていますが、その分類のしかたには、形による分類、染色した場合の色による分類があります（表にまとめたものを巻末にのせてあります）。

形による分類は顕微鏡でのぞいた時に見える形での分類ですが、丸く見えるものは球菌、細長く見えるものは桿《かん》菌、そしてらせん状に見えるものはらせん菌と呼ばれます。

次は染色した時の染まり方による分類です。細菌を顕微鏡で見ようとする場合、そのままの形で見ると見えにくく、色素で染めて見ると見えやすくなるので、染色という操作をします。

クリスタルバイオレットという色素で染色する方法をグラム染色法といいますが、この方法で染色した時、紫色に染まる細菌と赤桃色に染まる細菌があります。紫色に染まるものをグラム陽性の細菌といい、赤桃色に染まるものをグラム陰性の細菌といいます。

そこで、グラム陽性の球菌はグラム陽性球菌と総称され、グラム陰性の球菌はグラム陰性球菌と総称されます。またグラム陽性の桿菌はグラム陽性桿菌、グラム陰性の桿菌はグラム陰性桿菌と総称されます。これらのうち、グラム陽性球菌とグラム陰性桿菌とが自然界に多く見られ、グラム陰性球菌、グラム陽性桿菌は少ないのです。このほかにらせん菌がありますが、らせん菌はグラム陰性です。

なんだかゴチャゴチャして面倒な話になっていますが、グラム陽性球菌、グラム陰性桿菌という２つの名前は大事なので覚えておいて下さいね。

これらの言葉が大事なのは、抗生物質の中にはグラム陽性球菌にはよく効くけれどグラム陰性桿菌には効きにくいもの、逆にグラム陰性桿菌にはよく効くけれどグラム陽性球菌には効きにくいものがあるからですが、くわしくは後でお話しします。

では次に「グラム陽性球菌にはどんな細菌が属していてどんな病気を起こすのか」「グラム陰性桿菌に属するものは？」といったことを具体的にお話ししましょう。

からだを守る細菌、攻撃する細菌

グラム陽性球菌に属するものには、ブドウ球菌、連鎖球菌、腸球菌などがあります。まずブドウ球菌ですが、ブドウ球菌にもいろいろな種類があって、そのほとんどはぼくたちと共存して生きている常在菌です。そしてほんの一部が病原菌なのですが、この常在菌、病原菌という概念について少々お話ししておきましょう。

ぼくたちは細菌のことをバイ菌と呼んだりして悪者扱いすることが多く、除菌グッズといわれるものは〝皮膚を無菌状態にして清潔を保つ〟グッズとして宣伝されたりします。しかし、もしぼくたちの皮膚から細菌がいなくなったら、それは全くの無防備状態ということで、大変な事態なのです。

細菌には、ぼくたちのからだに住みついて共存している常在菌といわれる細菌と、病気の原因になる病原菌とがありますが、常在菌が病原菌の侵入からぼくたちを守ってくれていることを忘れてはいけません。

その事実がわかる例を挙げておきましょう。

抗生物質を飲むと下痢が起こるということはよくあることですが、これはどうしてなのかを考えてみます。

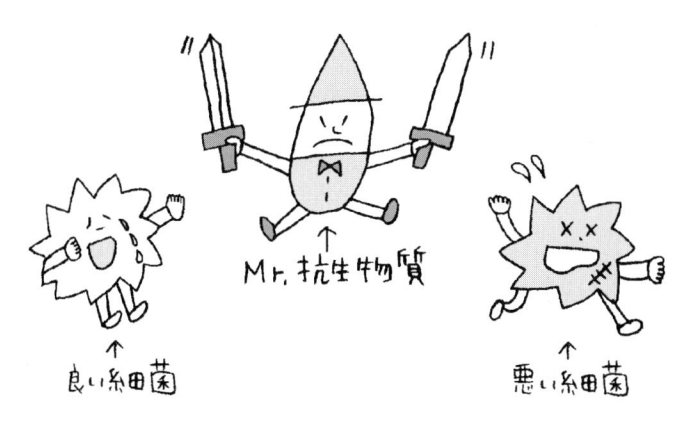

抗生物質は良い細菌もやっつけてしまう

のどに病原菌がくっついて扁桃炎になった時に、抗生物質を飲んだとしましょう。この抗生物質はのどの病原菌をやっつけてくれますが、腸まで行ってしまうので、腸に存在する常在菌の一部分をもやっつけてしまいます。

この腸にいる常在菌すなわち腸内細菌は、からだを守ってくれている大事な細菌でやっつけてはいけないのですが、口から飲んだ抗生物質はどうしても腸に入ってしまいますから、腸内細菌を殺してしまいます。そうすると、腸内の一部に腸内細菌のいないあき地の部分ができます。

ところでぼくたちのからだの外では、さまざまな病原菌が「すきあらばからだの中へ入っていこう」と待ちかまえていますが、腸の中にあき地ができるとそこをねらって病原菌が入りこんできます。そしてこの病原菌が下痢を起こすのです。

腸内細菌がぼくたちにとって大事な細菌であることはこの例からもわかると思いますが、常在菌についてもう少し学んでおきましょう。

第3章でも紹介した『からだの一日』という本の中に常在菌についてとてもくわしく書かれた部分があります。その部分を要約して紹介します。

母体の子宮の中にいる胎児は無菌状態といっていいのですが、産道を通ってこの世に出てきた時には、お母さんの産道にいたさまざまな微生物にまみれた状態になっています。デイヴィッド・レルマンという微生物学者は「人体は2歳までに微生物にひどく汚染される」といい「健全な人体を構成するすべての細胞の中で、99％以上が皮膚やお腹の中に暮らす微生物なのだ」といいます。小腸には1mlあたり1億個の細菌細胞がひしめき合っていて、大腸には1mlあたり1000億個もの細菌細胞がいるのです。そしてこれらの細菌の総重量は900gを超えます。

そしてこの膨大な細菌たちはぼくたちのからだにとても役に立っています。たとえばジェフリー・ゴードンという学者は「人間の腸の中に常在菌がいないと腸が正常に成長しない」ことをつきとめました。腸は自然の毒素や胃が分泌する強力な酸から自らを守るために、1週間から2週間に1度、腸壁を入れかえます（腸が新しくなるということです）。成長するにつれ、新しい細胞が腸の下層から上層の方へ移動することで新しくなるのですが、この移動を促しているのは細菌が発する信号で、この信号がないと腸は正常に成長しないというのです。

さらに腸内細菌はビタミンを作る手助けをし、栄養素の吸収を助け、傷ついた腸細胞を修復する働きもしています。抗生物質を飲んで下痢をする理由としては一部の腸内細菌が殺されてしまうことだとお話ししましたが、そのほかに、生き残った腸内細菌のさまざまな働きが抗生物質で弱められてしまっていることにもその一因はあると考えられます。

ここでは腸内細菌の働きに焦点を当ててお話ししましたが、ぼくたちのからだの至るところに細菌をはじめとするさまざまな微生物がくっついていて、それらはぼくたちが生きていく上での手助けをしてくれているのです。

常在菌がぼくたちを助けてくれるには、いろいろな常在菌がバランスよく存在することが大事で、ある菌だけが異常に増えてしまった時には、常在菌であっても病原菌化して病気を引き起こすこともあります。常在菌には感謝し大事にしましょう、と強調して話を先に進めましょう。

グラム陽性球菌で起こる病気

先ほど説明したように、グラム陽性球菌には、ブドウ球菌、連鎖球菌などが属しています。常在菌と病原菌とはなにかということがわかったところで、これらの細菌についてお話ししましょう。

①ブドウ球菌

ブドウ球菌の多くは常在菌ですが、病気を起こすものもあって、黄色ブドウ球菌は病原菌ですし、表皮ブドウ球菌は抵抗力の落ちた人には病気を起こすことがあります。黄色ブドウ球菌が起こす病気は、皮膚ではとびひやおできといわれるものです。また黄色ブドウ球菌に汚染された食物を食べることで食中毒が起こります。

黄色ブドウ球菌に関連して最近よく話題になるのはＭＲＳＡです。これはメチシリン耐性黄色ブドウ球菌という長い名前の細菌で、略してＭＲＳＡと呼ばれるのです。黄色ブドウ球菌に対してはペニシリン系の抗生物質が効いていたのですが、最近ペニシリンに抵抗する、つまりペニシリンの効かないブドウ球菌が現われてきて、それがＭＲＳＡと名づけられました。

この菌の出現はぼくたちに「これまでの抗生物質の乱用」を反省するよう促したわけですが、くわしくは後でお話しします。

② 連鎖球菌

連鎖球菌は非常にたくさんの種類がありますが、病原菌として重要なのは化膿連鎖球菌（A群連鎖球菌）、肺炎連鎖球菌、緑色連鎖球菌です。

そのうち化膿連鎖球菌は溶血性連鎖球菌とも呼ばれ、さらにそれは溶連菌と略称で呼ばれます。溶連菌という名前なら知っているという人も多いでしょう。化膿連鎖球菌という正式な名前の方はなじみがうすいので、ここから以後は溶連菌という名前の方を使うことにします。

溶連菌はしばしばぼくたちののど、扁桃のあたりに存在します。健康な人１００人ののどを調べたら5人くらいの人に溶連菌がいたという報告もありますし、20人くらいの人に溶連菌がいたという報告もあります。溶連菌は多くの場合、のどにくっついても病気を起こさないのですが、たまに病気を起こすことがあって、それは咽頭炎（のどかぜのことです）、扁桃炎といった形になります。

溶連菌の中で、しょう紅熱毒素と呼ばれる毒素を産生する菌がいて、この菌がのどに感染すると、しょう紅熱と呼ばれる病気になります。

しょう紅熱は、扁桃炎のほかに、からだや顔に発疹が出て、舌が苺のようになって、首のリンパ節がはれるというふうに多彩な症状の起こる病気です。昔はしょう紅熱といえばからだも顔も発疹で真っ赤になるという病気でしたが、最近は軽くなってわきの下、足のものつけ根、手や足の甲といったところにやや強く発疹が出るという程度になっています。

それでしょう紅熱という名前のかわりに溶連菌感染症と呼ぶことになったのですが、溶連菌で起こる扁桃炎のことも溶連菌感染症と呼ぶ人がいて、ちょっと混乱が見られます。ぼく個人としては、しょう紅熱型の発疹を伴う場合だけを溶連菌感染症と呼ぶのがいいと思っています。溶連菌感染症については、146ページでもくわしく説明しています。

さて、溶連菌は皮膚にくっついてとびひを起こすこともあります。とびひの原因としてはブドウ球菌より溶連菌の方が多いと言われた時代もありましたが、最近は先ほどお話ししたMRSAがとびひの原因としてもっとも多いともいわれます。

次に肺炎連鎖球菌ですが、肺炎の原因になります。しかしこの菌はもともと健康な人の鼻とのどにいることが多い常在菌で、幼児では25〜50％の子どもの鼻、のどにこの菌がいます。ウイルス性のかぜをひいて抵抗力が落ちているような時にこの菌が増えると、肺炎になることもあるのです。

次に緑色連鎖球菌ですが、この菌も口の中やのどにふつうにいる常在菌です。むし歯の原因にもなります。

グラム陰性桿菌で起こる病気

グラム陰性桿菌には、腸内細菌科やビブリオ科にふくまれるもののほか、インフルエンザ菌や百日咳菌が属しています。

① 腸内細菌科

この中にはまず大腸菌があります。大腸菌といってもいろいろな型があり、Ｏ《オー》１５７などというふうに名前がつけられています。

大腸菌は健康な人の腸の中にふつうに存在する常在菌で、便1gの中には大腸菌が10^6個から10^8個くらいふくまれています。この大腸菌は腸の中にいる間は無害だけれど、腸以外の場所、例えば胆道、尿路（尿道、膀胱など）、呼吸器などに入りこんでしまうと病気を引き起こすと言われてきました。

しかし最近では、ふつうの大腸菌は腸以外の場所に入りこんでも病気は起こさず、病原因子と呼ばれる特別な構造を持った大腸菌だけが病気を起こすと言われています。

また、それとは別に、腸の中でも病気を起こす腸管病原性大腸菌と呼ばれる特殊なものがあります。これにもいろいろな種類がありますが、血便を主とする下痢を引き起こす腸管出血性大腸菌は有名で、その中の一つ、Ｏ１５７という型のものは特に有名になっています。

次にサルモネラがあります。サルモネラは発熱、下痢、腹痛などの症状をあらわす食中毒の原因になります。保育園などで調理を担当する人は定期的に糞便中のサルモネラの検査をしていますが、そうすると無症状の人でサルモネラが見つかることがしばしばあります。

こういう人は「保菌者」ですから、他人にうつす可能性があるということで抗生物質を飲んでもらったりするのですが、なかなかサルモネラが消えないことが多いのです。といって、ずっと抗生物質を飲むのもどうかということで、現実には一定期間抗生物質を飲めばサルモネラがまだ残っていてもそこでやめていいということになっています（保菌者の問題はなかなかむずかしいのです。保菌者は発病しないのに、その人からうつされた他の人が発病することもあるからです）。

サルモネラで胃腸炎を起こした場合も自然に治ることが多く、サルモネラに対しては抗生物質で治療する必要はないという考え方もあります。

このほか、腸内細菌科に属する細菌として赤痢菌、エルシニア、エンテロバクター、セラチアなどがあります。

②ビブリオ科

ビブリオ科にはコレラ菌、腸炎ビブリオ、エロモナスなどの細菌がありますが、この中では腸炎ビブリオが重要な菌です。

日本では１年に４万人くらいの食中毒患者が出ますが、原因としては細菌が85％、ウイルスが15％くらいです。そして細菌の中でもっとも多いのが腸炎ビブリオで、それに次ぐのがサルモネラ、病原性大腸菌というふうになります。腸炎ビブリオによる食中毒はほとんどが数日で自然に回復します。

③百日咳菌

百日咳の原因になる細菌です。百日咳菌に感染すると７〜10日後に、かぜ症状を起こします。軽いせきが続いて２〜３週間後に激しいせきに変わります。一度せきこみはじめると息もせずにせきが連続し、最後に大きく息を吸い込んでヒューと笛のような音を出します。こういうせきが３〜６週間続いた後、回復期に入り軽いせきが２〜３週間続いて終わるという経過です。

最近、時々、百日咳がみられますが、まず大人がかかり子どもにうつしているケースが

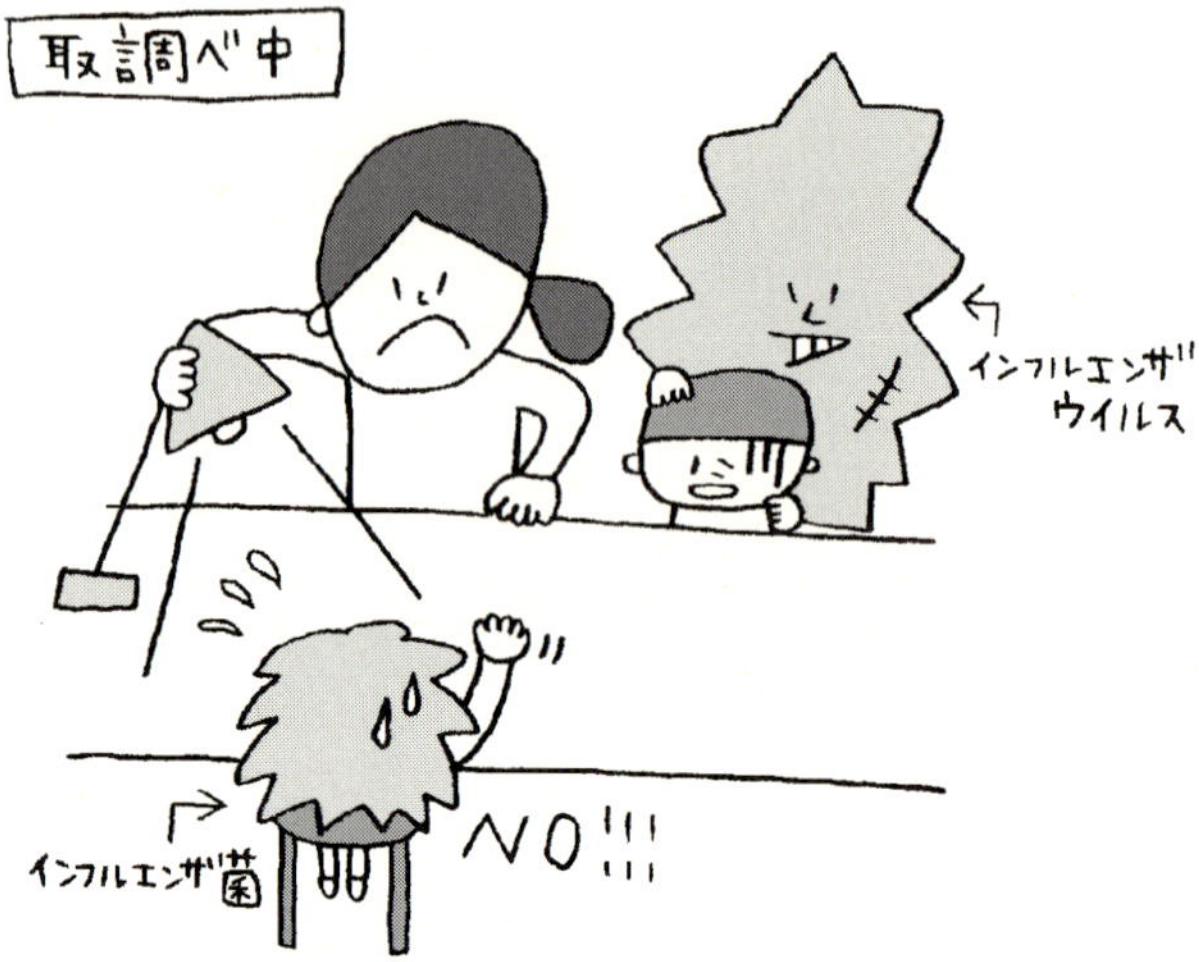

インフルエンザはインフルエンザ菌のせい？

多いといわれます。大人の場合、軽いせきだけが長く続いてひどくならないため見逃されるのです。1歳未満の乳児がかかると重症化することが多いので注意が必要です。

④インフルエンザ菌

インフルエンザの原因はウイルスですが、インフルエンザ菌という名前の細菌がいるためにややこしくなっています。

最初、インフルエンザの人からこの菌が見つかったので、この菌がインフルエンザの原因だろうということになってインフルエンザ菌と名づけられました。

しかしその後、インフルエンザはインフルエンザウイルスによって起こることがわかり、インフルエンザにかかっている人にインフルエンザ菌が二重に感染することがあるということもわかりました。

そういうことがわかったのですから、この菌の名前をインフルエンザ菌から別の名前に変えればよかったのですが、そのままになって今に至るものですから混乱を招くわけです。

インフルエンザ菌はしばしば健康な人ののどに存在する常在菌ですが、インフルエンザにかかっている人や慢性の呼吸器病にかかっている人がインフルエンザ菌に感染した場合、重症になることがあります。

また副鼻腔炎や中耳炎などを起こすこともあり、乳幼児が感染して細菌性髄膜炎になることもあるので、最近ワクチンが開発され実用化されつつあります。

グラム陽性桿菌で起こる病気

グラム陽性桿菌の中にもいろいろな細菌がふくまれますが、めずらしいものが多く、名前が知られているものはジフテリア菌、破傷風菌、ボツリヌス菌などです。

ジフテリアは子どものどに白い偽膜《ぎまく》といわれるものがベッタリとできて気道（空気の通り道）をふさいでしまい、生命に関わることもありました。最近は、予防接種が行われていることもあってめっきり減っています。ぼく自身は40年ほど前に数人診察したことがあるだけで、以後見たことがありません。

破傷風菌は、深くて土で汚染された切り傷などに感染して破傷風を起こすことがあります。破傷風は口をあけることができなくなったり、からだがけいれんしてそり返ったりする病気で、しばしば生命に関わります。確実な治療法がなく、抗生物質も有効でないことが多いので、予防接種で予防することが必要です。

ボツリヌス菌は毒素を出す菌で、食中毒の原因になることがあります。日本での中毒例はほとんどが〝いずし〟(発酵させて作る寿司)を原因とする食中毒で、北海道・青森・岩手・秋田・福島の各県など東北地方で発生しています。

ボツリヌス中毒のうち乳児に見られるものは乳児ボツリヌス中毒と呼ばれ、生後3週から8ヵ月までの乳児で起こります。ハチミツの中にボツリヌス菌が存在した場合、そのハチミツを口から摂取した乳児が頑固な便秘、吸乳力の低下、弱い泣き声などの症状を起こします。日本ではこの20年ほどの間に十数例見つかっていますが、致命率は3%以下であまり心配することはありません。

グラム陰性球菌で起こる病気

グラム陰性球菌に属する細菌で多少とも有名なのは髄膜炎菌、淋菌などでしょう。ただ、髄膜炎菌によって起こる流行性脳脊髄膜炎にかかる人は日本ではきわめて少ないので、ここでの解説は省きます。

また、淋菌も、性行為で感染する性病で子どもとは関係ありません。しかし、母親が無症状の淋病にかかっている場合、新生児が産道を通る際に淋菌に感染して淋菌性結膜炎になることがあり、これが原因で失明することもまれにはあります。現在は新生児に予防的な薬の点眼が行われています。これらの菌についてはこの程度の解説にとどめておきます。

らせん菌で起こる病気

らせん菌に属する菌はグラム陰性です。カンピロバクター、ヘリコバクターなどの細菌があります。

①カンピロバクター

食中毒の原因になり、また子どもの細菌性下痢の原因として有名です。血便、発熱を伴う下痢の場合、便を調べてみるとカンピロバクターが原因と分かるということがしばしばあります。

② ヘリコバクター

ヘリコバクターの中には現在13種類の細菌が属していますが、その中でヘリコバクター・ピロリはピロリ菌と略称されて最近すっかり有名になりました。

この菌は胃潰瘍や慢性胃炎になっている人の胃粘膜から見つかることが多いので、これらの病気の原因だろうということになりました。抗生物質などを飲んでピロリ菌を除菌する治療が行われています。

ピロリ菌は胃の病気以外にもいろいろな病気の原因になるのではないかと疑われ、悪玉扱いされていますが、ピロリ菌が食道ガンを予防しているという説もあります。また乳幼児期にピロリ菌に感染するとぜんそくの予防になるという説もあり、ピロリ菌については未解明の部分がたくさんあるのです。

抗生物質のいろいろ

ここで「抗生物質のいろいろ」を紹介しましょう。抗生物質にもじつにたくさんの種類がありますから、よく使われるものだけを紹介することにします。

抗生物質は同じような性質のものをまとめた分類がされています。それでまず、β-ラクタム剤としてまとめられているものについてお話しします。

1 β-ラクタム剤

β-ラクタム剤を説明しようとすると、「薬の構造式の中にβ-ラクタム環というのが含まれていて……」といったむずかしくて専門的な話になってしまうので省略しましょう。

このβ-ラクタム剤には、ペニシリン、セファロスポリンといった、今もっとも広く使われている抗生物質が含まれています。これらの薬は細菌の細胞壁をこわして細菌をやっつけてしまう、「殺菌作用をもった薬」です。ただし細胞壁をもたない細菌には効きません。

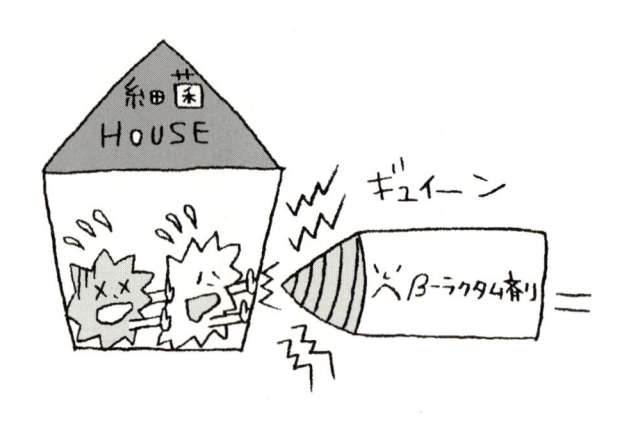

ペニシリンは細胞壁を壊して殺菌する

安全性の高い薬ですが、ペニシリンアレルギー、セファロスポリンアレルギーがある人には使えません。

ペニシリン系の薬

すでにお話ししたように、ペニシリンはイギリスのフレミングによって発見され、感染症の治療に飛躍的な進歩をもたらした薬です。

最近は「近代医療ぎらい」の人も増えて、そういう人の多くは特に抗生物質と副腎皮質ホルモンを嫌います。近代医療がいろいろな問題点を持っていることは確かですし、薬の乱用も目に余るものはあります。

しかし、たとえば抗生物質のない時代には乳幼児が感染症で死ぬのは日常的なことでしたし、若者が結核で死ぬのもふつうのことで、重い感染症にかかったら周りの人は手をこまねいて見ているしかなかったのです。

抵抗力の強い人は生き残るけれど弱い人は生命を落とす、そして医学は大して力にならないという時代だったわけで、今そういう状況にもどってその当時の医療を選ぶべきかといえば、ぼくにはおすすめできません。

そんな時代のことを書いた文章を紹介しておきましょう。『セレンディピティと近代医学―独創、偶然、発見の１００年』（モートン・マイヤーズ著／小林　力訳　中央公論新社）というとても面白い本からの引用です（この本にはフレミングがペニシリンを発見したいきさつがくわしく書かれていますし、ほかにも医学の歴史上のびっくりするような話が満載です）。

「『医学は何ができるか』の著者ルイス・トマスは、医学生だった一九三〇年代初めの経験を述べている。『だんだん明らかになったことは、我々が実際に役立つことをあまり知らないということだった。それから、忙しく研究しているほとんどの病気についても、症状を変えるようなことは何もできないということだった。医師は知的だというその見かけに反して実際には無知であった。』」

感染症の猛威は誰もが恐れた。ペニシリンの発見以前、医師の黒かばんにはジギタリス、インスリンのほかにはモルヒネやコカインなど植物由来の痛み止めや鎮静剤が入っていたくらいで、残りは科学的にはあまり価値のないものばかりだった。医師は苦痛を和らげたり安心させたりする他にはほとんどできることがなかった。ルーク・フィルデス卿のthe Doctor（一八九一年）はこうした場面を描いたものである。心配する両親の見守る中、一人の医師がベッドの脇で重病の子どもを見つめている絵だ。皮肉なことに、この絵画は、一九四七年アメリカ医学会設立一〇〇周年を記念して発行された切手の図柄に採用された」

１９３０年代には、医者は心臓病に用いられるジギタリス、糖尿病に用いられるインスリンと麻薬くらいしか使える薬を持たず、とても無力だったということなのです。重い感染症になったら運よく自力で助かる以外、医療の力ではどうにもならなかったということです。

抗生物質は人間に恩恵を与えてくれたし今も恩恵を与え続けてくれていて、しかも安全性の高い薬なのです。使い方は慎重でなければいけないけれど、抗生物質を使う方がメリットがあるケースについてはかたくなに毛嫌いせず、必要な時にはきっちり使うべきだということを力説しておきます。

とくにペニシリンについては、ずいぶん昔にペニシリンショックという副作用が問題になったために「ペニシリンはこわい」というイメージが定着してしまって、こわい薬と思

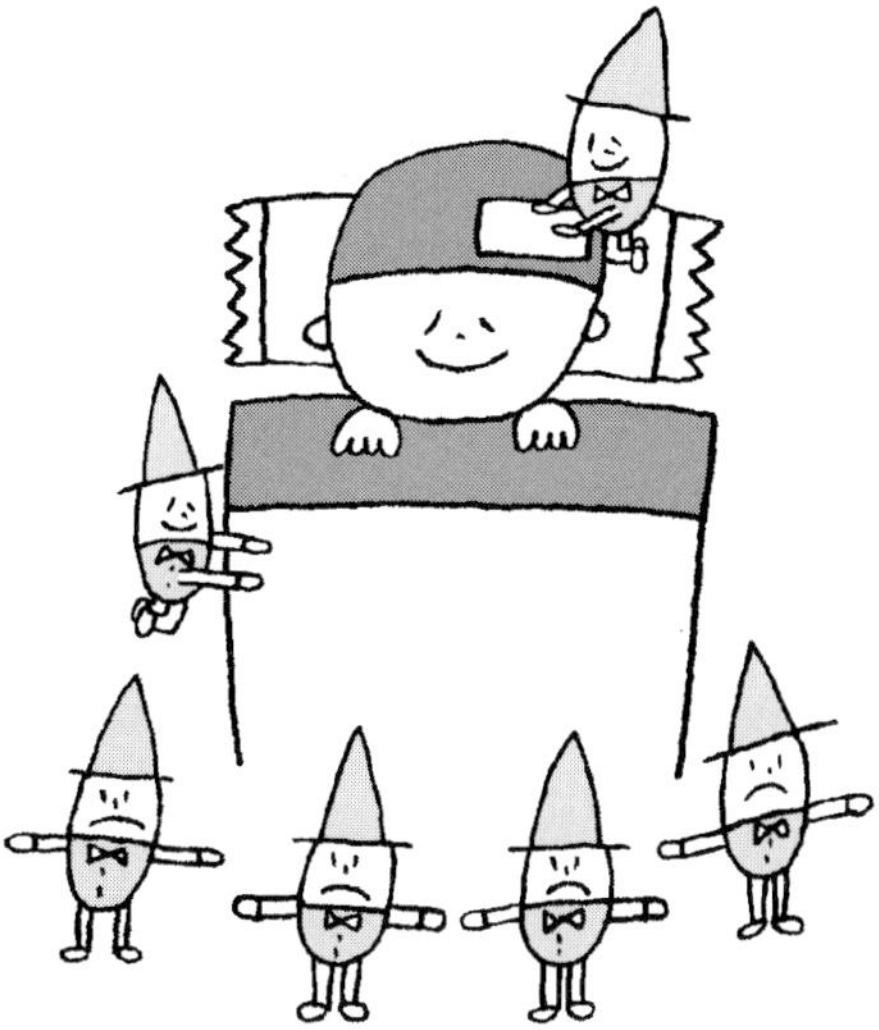

抗生物質は人を助けてくれるもの

っている人が少なくないようです。たしかに、ペニシリンアレルギーのある人がペニシリンを飲んだり注射したりすると直後にショックを起こし、まれには生命を落とすこともないではありません。

しかし、生命にかかわるような強い反応が起こるのはほとんどが注射をした場合で、口から飲んだ場合はめったに起こらないのです。飲んだ場合に起こる副作用として多いのは発疹くらいのもので、発疹も子どもでは起こることが少ないのです。

もちろん、ペニシリンで発疹が出たことがある人は、その後、再びペニシリンを使うべきではありません。

増え続けるペニシリン系の薬

ではペニシリン系の薬に属する製剤の主なものを商品名で挙げておきます。これらの商品はすべてペニシリン系の薬だと思って下さい。

ビクシリン、サワシリン、パセトシン、ユナシン、オーグメンチン、ペントシリン。

ペニシリンには注射薬、錠剤、カプセル、ドライシロップなどがありますが、注射は入院するような重症の場合にしか使われません。

ペニシリンはグラム陽性球菌やその他の一部の細菌によく効き、次のような種類があります。

①球菌用ペニシリン

肺炎球菌、連鎖球菌などに効きますが、グラム陰性桿菌には効きません。おもに注射薬として使われます。

②広域ペニシリン

グラム陽性球菌の他、大腸菌、インフルエンザ菌、サルモネラ菌などのグラム陰性桿菌にも効きます。ビクシリン、サワシリン、パセトシンなどがここに属します。

③緑膿菌にも効く広域ペニシリン

ふつうの広域ペニシリンは緑膿菌《りょくのう》という細菌には効きませんが、ここに属するペントシリンなどは緑膿菌にも効きます（なお、緑膿菌はグラム陰性桿菌のうちの変わり者といった細菌で、健康な人には病気を起こしませんが抵抗力の落ちた人にはさまざまな害を及ぼします）。

④β-ラクタマーゼ阻害剤配合ペニシリン

このところβ-ラクタマーゼという物質を生み出すインフルエンザ菌や大腸菌が増えてきて、そういう細菌にはこれまで使われてきたペニシリンが効きません。それでβ-ラクタマーゼを生み出す細菌にも効くような新しいペニシリンが作られました。商品名としてはオーグメンチン、ユナシンなどがあります。

なんだか医者向けの本みたいにくわしくなってしまいました。なぜこんなにくわしく書いたかといいますと、ペニシリンを例にして抗生物質についていくつかのことを知ってほしいからです。

耐性菌の問題

今、ペニシリンの種類として球菌用ペニシリン、広域ペニシリンなど4種類を挙げましたが、これはペニシリンの歴史を表してもいます。もっとも昔から使われているのが球菌用ペニシリンで、このペニシリンが効く細菌の数は少ないのです。広域ペニシリンは球菌用ペニシリンにくらべていろいろな細菌に効き、その後に紹介されているペニシリンはさらに他の細菌にも効きます。

このように、「どんな細菌にでも効く守備範囲の広い抗生物質」がどんどん作られていくわけですが、こういうどんな細菌にでも効く強力な抗生物質を日常的に使うと、もっと強い細菌が登場してきます。

その一つであるＭＲＳＡ（メチシリン耐性黄色ブドウ球菌の略称です）という細菌は、これまで広く使われてきたペニシリンやその他の抗生物質が効かない細菌（抗生物質に耐性がある耐性菌と呼ばれます）で、このところ急速に増えています。たとえばとびひの原因がＭＲＳＡであることが多くなり、これまで効いていた抗生物質が効かなくなったりしているのです。

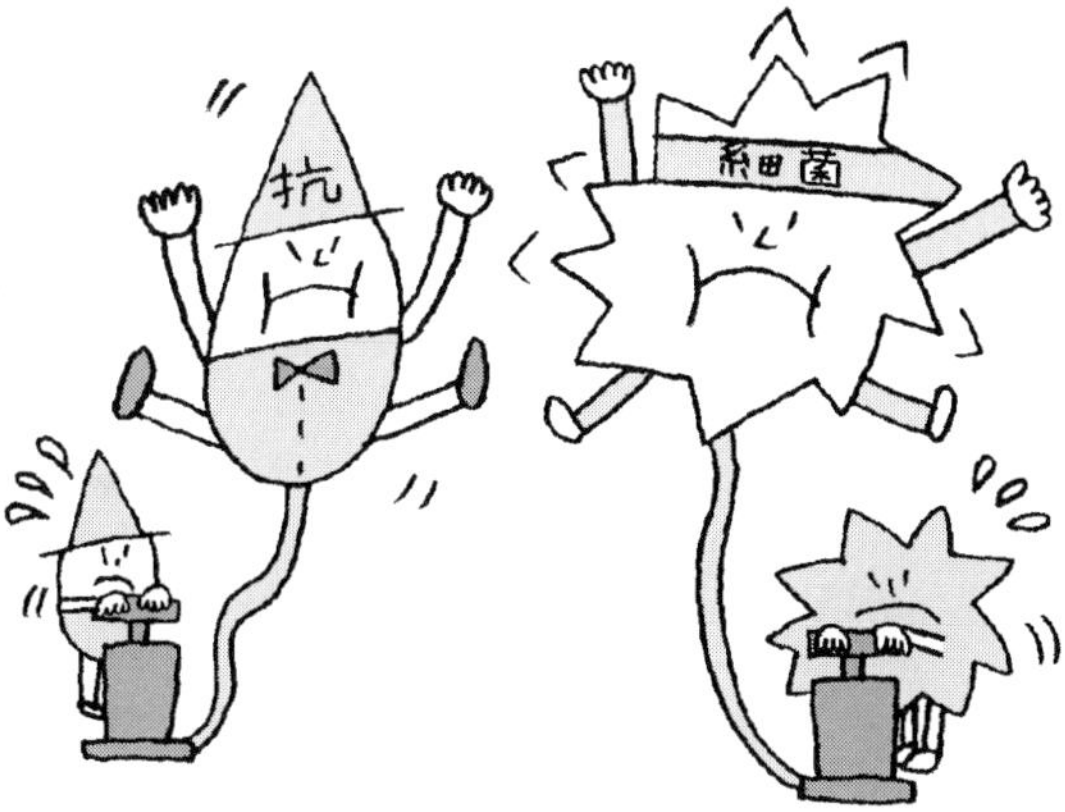

抗生物質と細菌の「強くなる」競争

こういうことが起こらないようにするには、やたらに新しい抗生物質を使わないことです。たとえば扁桃炎ならたいていは溶連菌などのありふれた細菌が原因なので、パセトシン、サワシリンなどの広域ペニシリン程度のものを使えばよく、ユナシン、オーグメンチンなどを使う必要はないのです。パセトシンやサワシリンを使って症状がよくならなかったらユナシンやオーグメンチンに替えるということでよいのです。

いろいろある抗生物質はそれぞれ個性があります。グラム陽性球菌にはよく効くけれど、グラム陰性桿菌には効かないもの、逆にグラム陰性桿菌に効くけれどグラム陽性球菌への効き目はあまりよくないもの、グラム陽性球菌、グラム陰性桿菌のどちらにもよく効くものなどありますから、病気によって使い分けが必要だということをここで知っておいて下さい。

セフェム系の薬

セフェムと総称される抗生物質にもいろいろな種類のものがあります。構造上のちがいから大きく分けて、セファロスポリン、セファマイシン、オキサセフェムの3群があり、それぞれにさまざまな製剤が含まれます。セフェムは強力な抗生物質といってよいと思いますが、日本では多用されています。

構造上からの分類の他に、開発された順序によって第1世代、第2世代、第3世代、第4世代というふうにも分類されています。

第1世代のセフェムよりも第2世代のセフェムの方がいろいろな細菌に効き、第3世代のセフェムになるともっと広範囲の細菌に効くということになります。第4世代のセフェムは注射薬しかありませんので、ここでは第1世代から第3世代までのセフェムについて説明しておきます。

また、さきほど、セファロスポリン、セファマイシン、オキサセフェムの3群があるといいましたが、セファマイシン、オキサセフェムは注射薬しかないので、ここではセファロスポリンだけをとりあげます。

ちょっとごちゃごちゃしてわかりにくいかと思いますが、「ここではセファロスポリンに属する薬について第1世代から第3世代までのものをとりあげる」ということと理解して下さい。

まず第1世代のセファロスポリンに当たる薬としてよく使われているのは、ケフレックスという商品名のものです。グラム陽性球菌と、大腸菌など一部のグラム陰性桿菌に効きます。ＭＲＳＡには効きません。

第2世代のセファロスポリンには、商品名でいうとケフラール、パンスポリンなどがあります。第1世代のものにくらべると多種類のグラム陰性桿菌に効きますが、第3世代のものほど広範囲に効くわけではなく、第2世代のものは現在、あまり必要性がないといわれます。特にケフラールはセフェム全体の中でももっとも副作用が強いといわれますから、使わない方がよいと思います。

第3世代のセファロスポリンに属する商品はたくさんあります。主な商品名はセフゾン、バナン、メイアクト、フロモックスなどです。これらは広範囲のグラム陰性桿菌に効きます。グラム陽性球菌のうち肺炎球菌、連鎖球菌には効きますが、黄色ブドウ球菌、ＭＲＳＡなどには効きません。

強い抗生物質の危険性

第3世代の薬は本来、重症のグラム陰性桿菌感染症に対して使うべきものでしょうが、日本では扁桃炎、中耳炎、副鼻腔炎などの日常的な感染症に対して湯水のごとく使われています。中耳炎などの場合、非常に長期間、使われ続けていることもあります。こうした第3世代セファロスポリンの乱用がＭＲＳＡのような耐性菌を生み出した最大の原因だともいわれます。

そしてもう一つ、第3世代セファロスポリン剤に属するメイアクト、フロモックスなどを長期に使うと低血糖（血液中の糖分の量が異常に低下すること）を起こすことが報告されています。

中耳炎になってメイアクトを34日間、フロモックスを19日間飲み続けた1歳児が低血糖になりけいれんを起こした例、のどかぜでフロモックスとメイアクトを50日間飲んだ1歳児が低血糖となりやはりけいれんを起こした例などがあります。強力な抗生物質を長期間飲むということの危険性が広く認識される必要があると思います。

2 マクロライド

マクロライドと総称される抗生物質が長い間使われてきましたが、最近はマクロライドが改良された形のニューマクロライドと呼ばれる抗生物質がよく使われています。商品名を挙げますと、クラリス、クラリシッド、ルリッド、ジスロマックなどがあります。

グラム陽性球菌全般に効果があり、一部のグラム陰性桿菌に効きます。グラム陰性桿菌の一つに百日咳菌がありますが、百日咳菌にニューマクロライドはよく効きます。また、ウイルスと細菌の中間といった性質を持つ微生物であるマイコプラズマにもニューマクロライドが効きます。

百日咳やマイコプラズマ肺炎の場合、抗生物質を使うとすればニューマクロライドや以前からあるマクロライドであるエリスロマイシンを選ぶべきです。

3 キノロン系の薬

キノロン系抗生物質と呼ばれるものにも、以前から使われているキノロンと近年になって登場してきたニューキノロンというものがあり、それぞれいろいろな商品があります。最近はキノロンはあまり使われず、もっぱらニューキノロンが使われているので、ここではニューキノロンだけをとりあげます。

ニューキノロンはグラム陽性球菌、グラム陰性桿菌、グラム陰性球菌など広い範囲の細菌に効果がありますが、連鎖球菌に対してはやや効き目が弱いといわれます。

ニューキノロンは特に膀胱炎や細菌性腸炎などによく効きますが、これらの病気に対してはニューキノロン以外にも有効な抗生物質がたくさんあるので、ニューキノロンは重症の場合にだけ使うべきです。そしてそれも大人に限った話で、子どもには特別な病気の時以外に使うべきではありません。

特別な病気というのは炭疽《たんそ》、ブルセラ症、コレラ、ペスト、野兎病《やと》など、ぼくが一度もみたことのないまれな病気ですから、一般にはニューキノロンを使う必要はないのです。

ニューキノロンに属する抗生物質の大半は効能書に「低出生体重児、新生児、乳児、幼児または小児に対する安全性は確立していないので、小児等には投与しないこと」とも書かれていて、本来ニューキノロンは子どもには使えない薬なのです。

しかし実際にはニューキノロンが子どもにも使われており、生後6ヵ月の乳児がパナシッドというニューキノロンを飲んで、嘔吐、大泉門（おどりこ）がふくれるなどの症状を

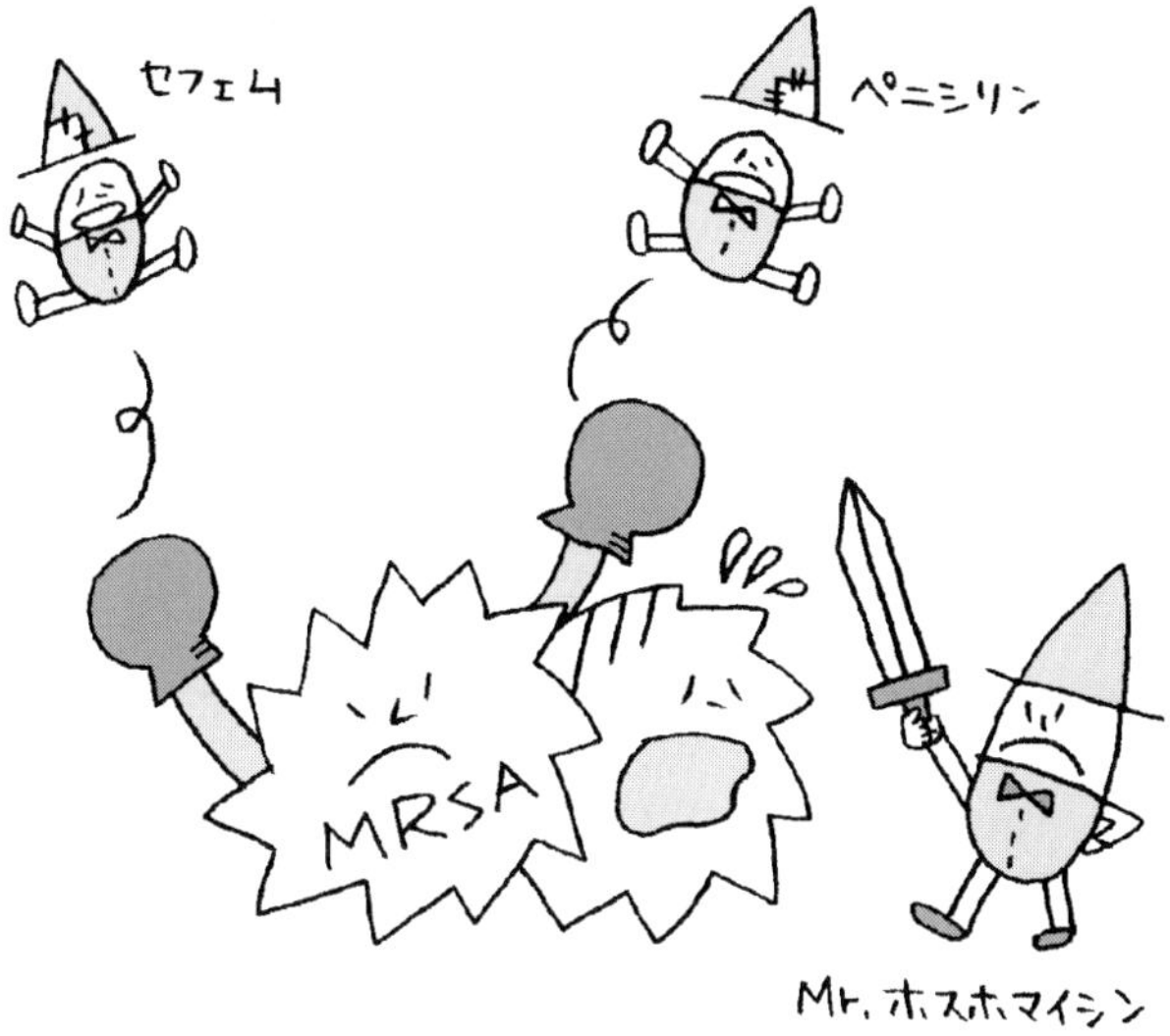

MRSA退治の強い味方、ホスホマイシン

起こした例があります。

ニューキノロンに属する抗生物質の商品名としては、バクシダール、フルマーク、タリビッド、クラビット、スパラ、ガチフロなどが挙げられます。

４ ホスホマイシン

β-ラクタム剤、マクロライド、キノロン系以外にも抗生物質はたくさんありますが、重症の場合やまれな病気に使われるものがほとんどなので、特にとりあげることはしません。

ただ、ホスホマイシン（商品名ホ

スミシン）はとびひや細菌性の腸炎などに使われるので、ここで少しふれておきましょう。

とびひについては他の項（156ページ）でもお話ししますが、このところ、MRSAによるものが多くなってきました。それにつれて以前効いていたセフェム系やペニシリン系などの抗生物質が効かなくなってきたのです。ホスホマイシンはMRSAにも効くので、最近はとびひの時の飲み薬としてよく使われます。また病原性大腸菌感染症にもホスホマイシンがよく効くといわれています。

5 抗生物質のじょうずな使い方

以上でいろいろな抗生物質についての紹介を終わりますが、抗生物質の使用について少しコメントしておきます。

抗生物質信仰

抗生物質については一種の信仰があります。抗生物質は万能薬だと思っている人もいますし、かぜをひいたら抗生物質をすぐ飲めばすぐ治ると思っている人もいます。

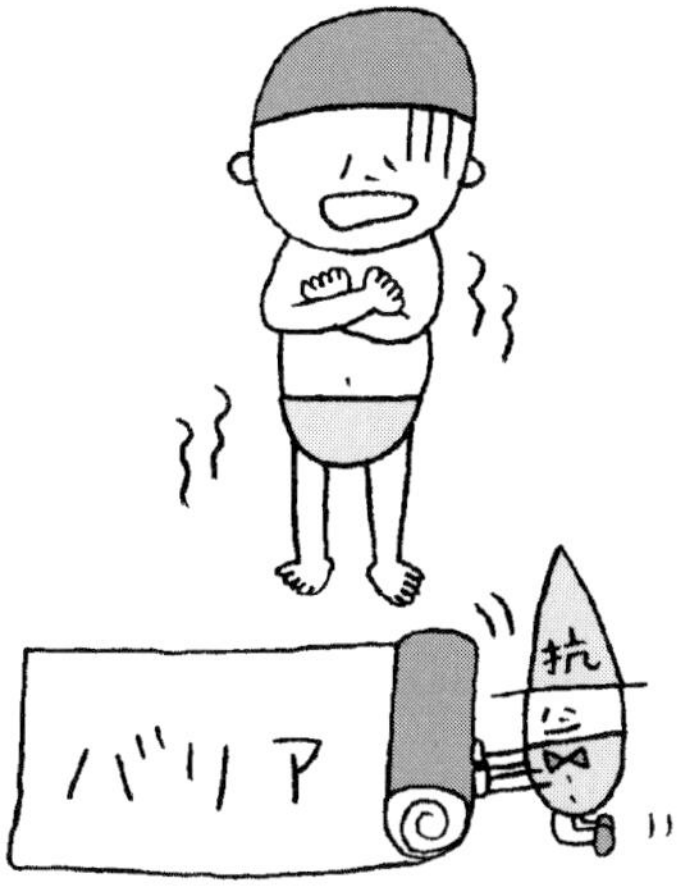

抗生物質はからだの抵抗力をなくしてしまう

しかし、抗生物質が効くのは細菌感染症であってそれ以外の病気には効きません。かぜといわれるものも大半はウイルスが原因ですから抗生物質は効きません。

つまり、抗生物質はたくさんある病気の中のほんの一部分のものにしか効かないということです。

「でも、細菌性の感染症には抗生物質がなくてはならないわけだから、抗生物質ってやっぱり大したものでしょう」と反論する人もいると思います。しかし、それも間違っています。

昔、抗生物質がなかった時代にももちろん細菌による感染症はありました。ぼく自身も、抗生物質がほとんどない時代に肺炎にもなりましたし、しょう紅熱にもかかっています。しかし生命を失うことは少なく、ほとんどが自力で治っていたのです。

つまり、ぼくたちのからだは細菌に対しても相当の抵抗力（自然治癒力といってもいいでしょう）を持っているのですが、抗生物質がどんどん使われる時代になって、その抵抗力の存在を忘れてしまったのでした。

「細菌感染症に対しても子どものからだは十分な抵抗力を持っている」ということを確かめるための試みはアメリカなどで行われています。その結果、急性中耳炎、滲出性《しんしゅつせい》中耳炎、副鼻腔炎などについて、抗生物質を使わなくてもかなりの割合で自然に治ることが確かめられてきました。

こういう試みは日本ではあまり行われていませんが、ぜひ行われてほしいものです。その結果、急性中耳炎なども何日かは痛みに耐えて自然治癒を図るという〝治療法〟をみなさんの多くが選ぶような状況が生まれるといいと思います。

強力な薬は最後の手段に

次に抗生物質の選び方です。抗生物質の中には「ある特定の細菌にはよく効くけれど、それ以外の多くの細菌にはあまり効かないもの」と「たいていの細菌に効く、守備範囲の広いもの」とがあるということはすでにお話ししてきましたね。単純に考えると、常に守備範囲の広いものを使っていればどんな細菌感染症にでも効くのだから、効く範囲のせまいものなんか使う必要がないじゃないかということになります。

しかし、守備範囲の広い強力な抗生物質を乱用すると耐性菌が生まれやすいことは確実です。ですから医者の側としては、細菌感染症の患者さんに出会ったらまず原因になっている細菌はなにかということを考え、最初に「その細菌には効くがその他の細菌には効果が弱い」といった抗生物質を使うようにして、広範囲に効く抗生物質は他の抗生物質が効かない時の二番手として使うことにするべきでしょう。

また患者さんの側としては「なるべくよく効く強い抗生物質を下さい」というふうに医者に求めないことが必要だと思います。

乳幼児期にたくさん抗生物質を飲むと、将来アレルギー性の病気にかかりやすくなるといった事実も報告されています。抗生物質信仰をみんなで改めていくことが大事ですね。

細菌感染症と抗生物質

子どもの細菌感染症の代表といえば溶連菌感染症でしょう。実際、ぼくのところへお母さんたちから寄せられる質問の中でもっとも多いのはこの溶連菌感染症と中耳炎とに関するものです。それだけ関心が寄せられているこういった病気での抗生物質の使われ方について、少しくわしく、お話ししましょう。

1 溶連菌感染症の場合

しょう紅熱と溶連菌感染症

まず溶連菌感染症という病気がどんな病気かを、もう一度解説しておきます。ぼく自身の体験から話を始めましょう。

ぼくは子どもの頃、しょう紅熱という病気にかかりました。高熱が出てからだじゅうが真っ赤になったのです。しょう紅熱の「しょう」を漢字で書くと「猩」で、これは

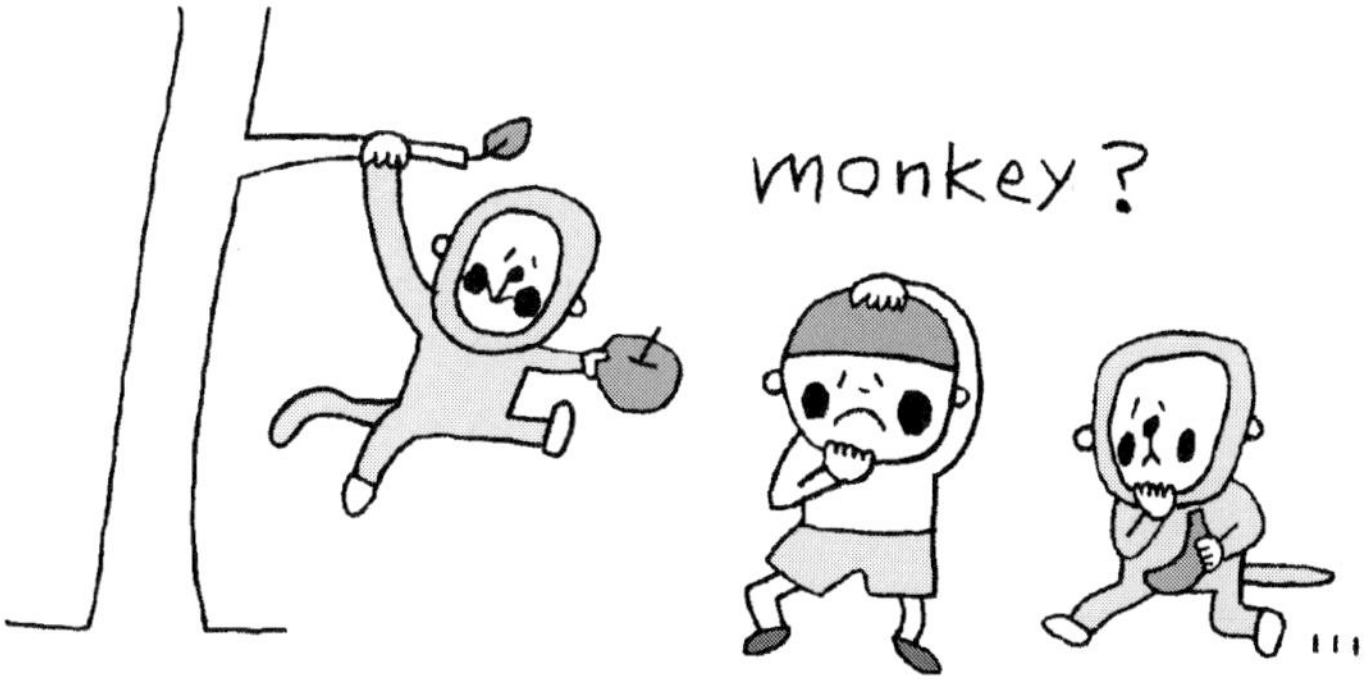

しょう紅熱にかかるとほっぺたが赤くなる

「猩々《しょうじょう》」、つまり伝説上の猿ということですが、猿のほっぺたのようにぼくの顔も真っ赤になりました。当時、原因はわかっておらず、安静にして自然に治るのを待つ状態でしたが、幸いぼくは治りました。

しかし、しょう紅熱にかかった子どもの中には、腎炎になったり、リウマチ熱という病気が併発して心臓弁膜症を起こしたりする子どももいました。心臓弁膜症は後遺症として残りましたし、重症の場合、生命を落とす子どももまれにはいたのです。当時のしょう紅熱は〝こわい病気〟で、法定伝染病にも指定されていました。

その後、この病気の原因が溶連菌という細菌でありペニシリンが効くことがわかると、〝治療できる病気〟になりました。ただし、いったん治っても再発することが多く、そうするとリウマチ熱になって心臓弁膜症を起こす可能性もふえるので、再発予防ということで10年間もペニシリンを飲み続けなければなりませんでした。

実際、10年間ペニシリンを飲んだ子どもはたくさんいますが、そんなに長い期間ペニシリンを飲んでも特に副作用など起こりませんでしたから、抗生物質を長期間飲んでも安全だということが結果的に実証されたわけです。

こんなふうにしょう紅熱は〝こわい病気〟の座からおりることになったのですが、最近になってしょう紅熱そのものがどんどん軽くなってきました。

今も溶連菌感染症の子どもにはよく出会いますが、高熱が出ている子どもはいても、からだじゅう真っ赤になるというふうに、ひどく発疹が出る子どもにはほとんど出会いません（軽くなったことを残念そうに言うのもおかしいのですが）。

こんなふうにしょう紅熱が軽くなったので、しょう紅熱という〝恐怖感を与えかねない病名〟はやめて、かわりに溶連菌感染症と呼ぼうということで、昔はしょう紅熱という病名で呼ばれていた状態に対して溶連菌感染症という病名をつけているお医者さんもいます（ぼくもその一人です）。

しかし一方で、相変わらずしょう紅熱と呼んでいるお医者さんもいるのです。こういうふうに日本の医学の世界ではあいまいなまま統一されていないことがらがたくさんあって、それが混乱を招きみなさんを悩ませることもあるのですが、そのことについてはまた後でふれます。

溶連菌感染症の症状と治療

ここで溶連菌感染症の症状をお話ししましょう。

まず、高熱が出ます。のどを見ると扁桃ははれ上がって赤く、白い苔《こけ》のようなものがべったりついていることもあります。舌は真っ赤になって（牛肉のようだといわれます）ぶつぶつした感じになり、ここにも白い苔のようなものがついていることがあります。首のリンパ節もはれています。そして発疹が見られるのですが、発疹は強く出る場所があって、このことを覚えておくとみなさんも診断ができます。

発疹はわきの下、ももの付け根（パンツの当たる部分でそ径部といいます）、手の甲、足の甲といったところに強く出るのです。特に手の甲や足の甲が全体に赤くなるのは溶連菌感染症の特徴といってよいでしょう。

では次に溶連菌感染症の治療について考えてみます。

溶連菌感染症と診断がついたら、ペニシリン系の抗生物質を2週間続けて飲むというのが標準的な治療になっています。こんなに長く飲むのは、先ほども言いましたように溶連菌感染症は再発しやすいという特徴があるからです。

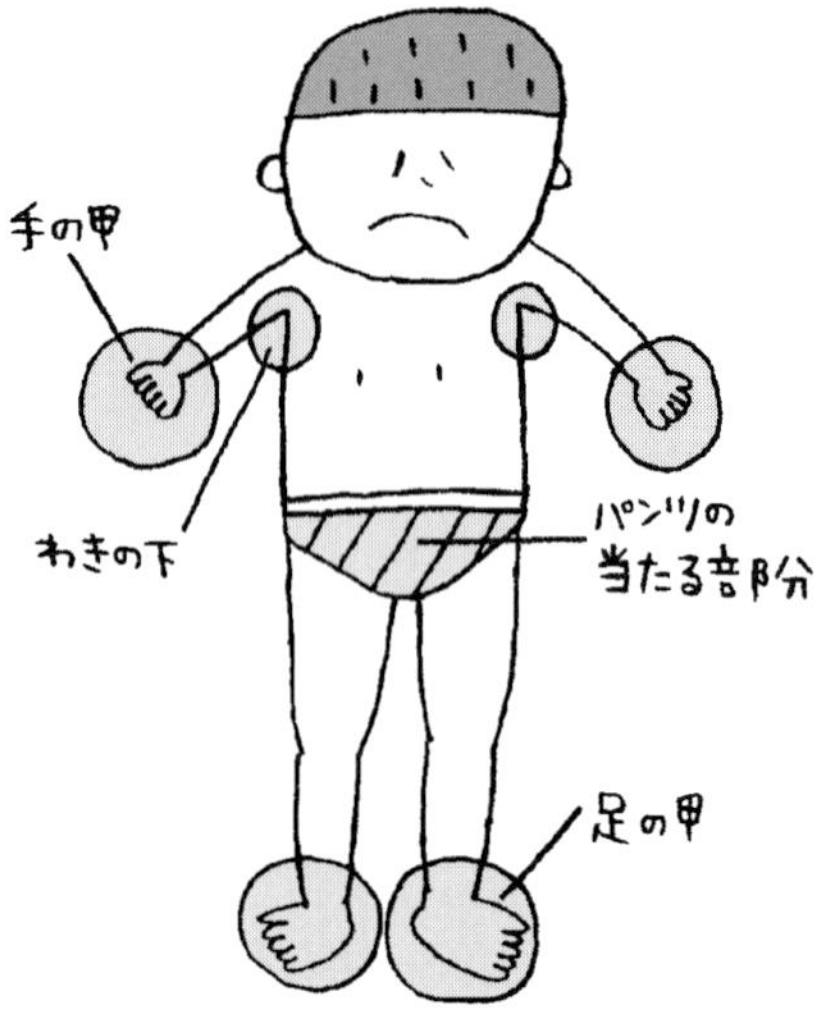

溶連菌感染症で発疹の強く出る場所

そして薬を飲み終わってから10日ほど後に、念のために尿の検査をして蛋白《たんぱく》や潜血が出ていないかを調べるということにもなっています（潜血が出ているというのは、尿を目で見ても血液が出ていることはわからないけれど、試験紙などを使って検査してみると血液がまじっていることがわかる状態です）。

この検査をするのは、かつてはしょう紅熱が治ってから2〜3週間後に腎炎を起こすケースがかなりあったからです。しかし最近はそういうケースはほとんど見られなくなりましたし、たとえ腎炎になったとしてもそのほとんどは自然に治ってしまうものなので、尿の検査も必要がなくなったと言っている専門家もいます。いずれ、だんだん行われなくなっていくでしょう。

また、しょう紅熱のあとリウマチ熱になる子どもは全く見なくなりました。リウマチ熱という病気が激減したのは世界的な傾向で、特に先進国といわれる国々ではほとんど「幻の病気」となっています。

ペニシリン系の抗生物質は腎炎についての予防効果はないのですが、リウマチ熱を予防する効果はありますから、ペニシリン系の抗生物質が広く使われるようになったのがリウマチ熱減少の一つの理由ではあるでしょう。

しかしそれよりも、経済状況がよくなって栄養状態もよくなり、溶連菌感染症が軽くなったということにもっと大きな理由があるように思われます。

このように、溶連菌感染症といっても軽いものが多くなりリウマチ熱も見られなくなった現状で、抗生物質を２週間という長い間飲む必要があるでしょうか。

次はこのことについて考えてみましょう。

抗生物質を飲む期間

溶連菌感染症の治療について、アメリカではペニシリン系の抗生物質のかわりにセファロスポリン系の抗生物質を使った場合は、５日間飲めば十分ということがいわれていますが、日本ではセファロスポリン系でも10日くらい使われるようです。

１９９９年に発行された『抗生物質治療ガイドライン』（医薬ビジランスセンター）は１９９８年にオーストラリアで作られたガイドラインを紹介していますが、このガイドラインでも「しょう紅熱の場合はペニシリン系抗生物質を10日間キッチリ飲んでリウマチ熱を予防する」と書かれています。

このガイドラインは日本でのガイドラインにくらべると自国の医療に対して大変厳しい態度をとっており、それゆえ信頼できるものです。ここでは、10年前の時点で既に「10日間」としているのですから、現代の日本でもペニシリン系を２週間飲んでもらう必要はなく10日間で十分と思われます。

抗生物質の予防投与は必要？

ところで先ほど、溶連菌感染症という言葉はややあいまいに使われているとお話ししました。それはしょう紅熱でない「溶連菌による扁桃炎」に溶連菌感染症という病名をつけるお医者さんがいるということです。そしてその状態に対してペニシリン系の抗生物質を２週間飲ませるお医者さんもいるのです。

しかし、先ほど紹介したオーストラリアのガイドラインでも「しょう紅熱には10日間抗生物質を使うが、溶連菌によって起こる扁桃炎、のどかぜについては抗生物質を使っても特に早く治るわけでもない。抗生物質を使わなくて治ることも多いので、抗生物質の投与を正当化する根拠はなくなってきている」と書いています。

ところが日本では、溶連菌感染（感染症ではなく感染です）に対して抗生物質の予防投与もしばしば行われています。

たとえば、３人兄弟のうちの一番上のお兄ちゃんが熱を出して病院に行ったとします。お兄ちゃんは溶連菌感染症と診断されましたが、その場には弟と妹も一緒にいました。お医者さんは「ついでに、この子たちも調べてみよう」といって弟と妹ののどに綿棒をさしこんでぬぐい、溶連菌の迅速検査をしました。

最近はいろいろなウイルスや細菌についてそれらに感染しているかどうかを短時間で調べられる迅速検査が可能になりました。インフルエンザ、アデノウイルス、溶連菌などについては鼻の奥やのどに綿棒の先端をくっつけて調べ、ロタウイルスについては便の一部分を使って調べます。

これは15分もすれば結果がわかるので便利です。例えば夏場に１週間も高い熱が出ている子どもがいたとします。高熱が１週間も続くということは子どもでもめったにないことなので心配になりますが、子ども自身は元気ですし、見た目にも重病には見えません。こんな時、アデノウイルスかどうかの検査をしてアデノウイルス陽性であると、医者としてはとても気が楽になります。

アデノウイルスによるかぜの場合、高い熱が5日間から1週間も続くことがあるのですが、1週間ぐらいすると自然に下がってきて治るのです。ですからアデノウイルス陽性という結果がでると医者は胸をなでおろすことになります。アデノウイルス感染症なら発熱が長びいても肺炎や脳炎を起こす可能性はとても低く、しばらく様子を見ていれば自然に治ってくれるからです。こんなふうに迅速検査は非常に役立つことがあるのですが、一方で、迅速検査がうみ出す過剰医療というものもあります。

先ほどの3人兄弟の例に戻りますが、弟と妹も溶連菌の迅速検査をして、溶連菌プラス、つまりのどに溶連菌がいるということがわかったので、お医者さんは「今症状はないけれど、この先発病する可能性もあるので予防のために抗生物質を出そう」といいました。はたして、これは正しい方法でしょうか。

「今病気ではないけれど、将来病気にならないために（予防目的で）薬を出す」というやりかたは一般に予防投与と呼ばれますが、抗生物質の予防投与についてはいろいろ問題があります。

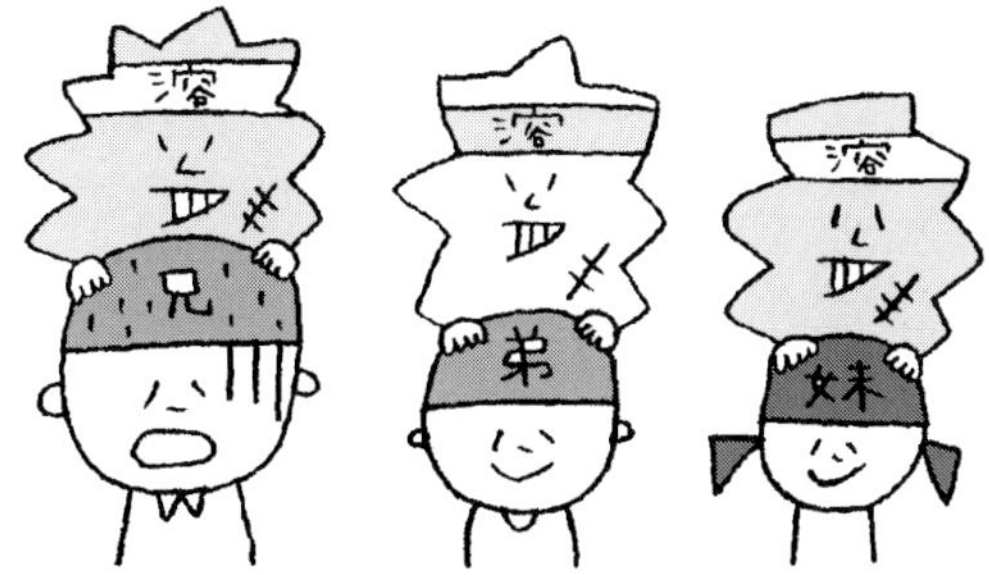

溶連菌に感染しても発病しないこともある

たとえばけがをして傷口を縫った時、そこが化膿するといけないからという理由で抗生物質を飲むように言われることがありますね。しかしほとんどの場合化膿は起こりません。万一化膿した場合はその部分に痛みが起こるので気がつきますし、気がついた時から抗生物質を飲み始めれば、大事に至らず治すことができます。

またウイルスによるかぜにかかった場合、からだが少し弱っているので細菌にも感染してしまうことがあります。このようなウイルスと細菌と両方に感染する〝ダブル感染〟を防ぐために抗生物質が投与されることがあるのです。

特に、はしかのような症状の強いウイルス感染の場合、細菌感染が起こると肺炎になりやすいという理由で抗生物質が投与されることが少なくありません。

このような予防投与が、抗生物質の乱用やその結果としての耐性菌の出現を招いているといわれます。予防投与は抗生物質の過剰使用と考えられますからやめるべきでしょう。

同じように、無症状の溶連菌保菌者に抗生物質を投与することもやめるべきです。溶連菌は健康な人ののどにくっついていることの多い細菌で、ほとんどの場合は発病せず、ほんのわずかな場合だけ発病するのですから、そのわずかな場合を予防するために抗生物質を飲むというのは〝過剰防衛〟と考えられます。

ただ、重症の「溶連菌によるのどかぜ」をくり返し起こす子どもには1ヵ月ほど抗生物質を続けて飲んでもらうこともあります。それはこういう場合、慢性の溶連菌感染状態になっている可能性があるためで、そのままにしておくとリウマチ熱を起こす恐れもあるので抗生物質を長めに飲んで溶連菌を除去するわけです。

1ヵ月ほどペニシリン系の抗生物質を飲むことで特に副作用などは起きません。

❷ とびひの場合

とびひは正式な病名を伝染性膿痂疹《のうかしん》といいます。皮膚の細菌感染症として代表的なものです。ブドウ球菌や溶連菌が皮膚のうちの傷ついた部分で繁殖してとびひとなります。皮膚の傷として代表的なものは、膝のすり傷や虫刺されのひっかき跡などです。

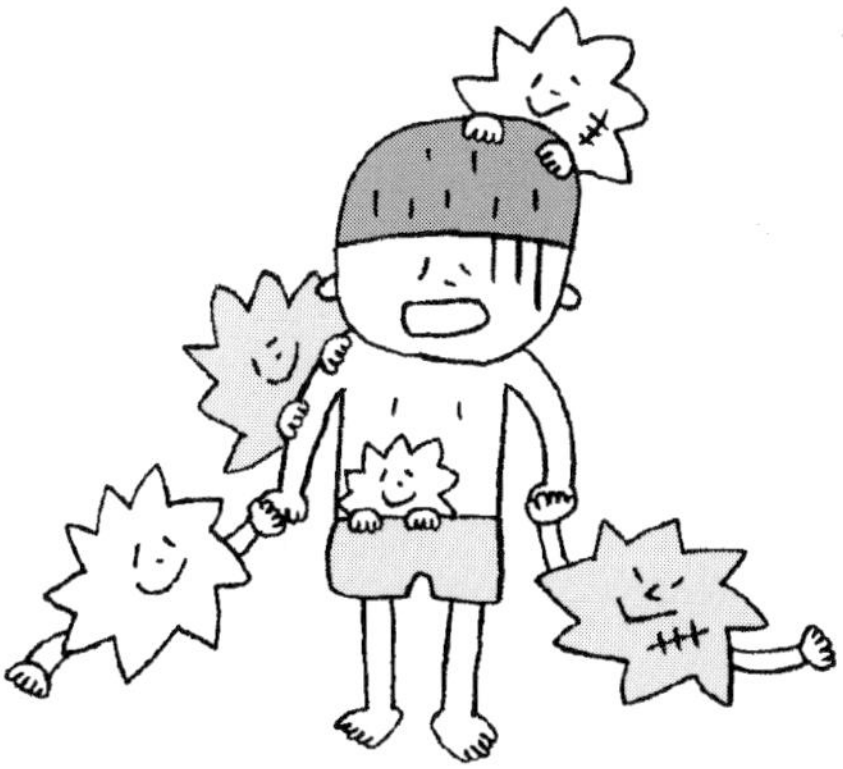

とびひはからだのあちこちにできる

抗生物質で治療することになりますが、治療法としては抗生物質の軟膏を皮膚にぬる方法と抗生物質を飲む方法とがあります。

とびひという病気はその名のとおり、次々にひろがっていくという性質があります。とびひができている場所には病原菌がいて、そこをひっかくと爪や指に病原菌がくっつきます。その爪や指で他の部分をひっかくとそこにも病原菌がついてとびひになったりするのです。

それで、とびひのできているところにぬり薬をぬっていてもすぐ次の場所に新たなとびひができかけているという具合で、いたちごっこになる傾向があります。そのために、抗生物質のぬり薬をぬるより抗生物質を飲む方がよいといわれてきました。

しかし近年になって、今まで使われてきた抗生物質が効かないMRSAのような細菌が原因になっているとびひが多くなってきました。以前はぬり薬としてはゲンタシン軟膏、飲み薬としてはセファロスポリン系の抗生物質が多く使われていましたが、最近はぬり薬ならアクアチム軟膏、飲み薬はホスミシンを使わないと効かないケースが多くなっています。MRSAにはアクアチム軟膏やホスミシンしか効かないのです。

こんなふうにMRSAが多くなったのは飲み薬を使いすぎたためと考えられるので、治るのに少し時間が余計にかかっても、まずぬり薬だけで治療し、なかなかよくならない時に飲み薬を使おうというのが最近の治療法になってきました。

③ 急性中耳炎の場合

高熱が出て激しい耳の痛みがある時はたいてい、急性中耳炎です。そして急性中耳炎の場合、原因はほとんどが細菌で、だからペニシリン系などの抗生物質での治療が必要とぼくはずっと思ってきました。

そして中耳炎かもしれないと思う子どもは耳鼻科へ紹介してきました。耳鼻科では抗生物質を飲む、あるいは鼓膜を切開するという治療がされ、ぼくはそれでよかったと思っていました。

ところが近年になってアメリカやヨーロッパで、急性中耳炎の治療法が見直されるようになってきています。

急性中耳炎になった子どもに対して抗生物質を使わないで経過を見るということが試みられ、その結果、急性中耳炎の多くは自然治癒することがわかったのです。

２００２年にアメリカで発行された『テイラー家庭医療実践マニュアル』（葛西龍樹監訳　医歯薬出版）という本には次のように書かれています。

「急性中耳炎の子どもに対して抗生物質を使った場合とプラセボ（偽薬）を使った場合とを比較した多数の研究の結果は次のようにまとめられる。

抗生物質を使った方が治療効果はまさっていたけれど、その差はわずかだった。治療しない子どもの80％は7～14日で症状がなくなった。抗生物質で治療した子どもの場合は95％が治った」

80％の子どもが自然に治ったというのは驚異的ですが、治るのに7～14日かかっているというところにちょっとひっかかります。

これだけの長い期間を薬なしで待っていられる親は、日本には少ないと思われるからです。

しかし実際に「子どもがしょっちゅう急性中耳炎になり抗生物質を使ってもなかなか治らないので、つぎに急性中耳炎にかかった時にはなにもせずにほうっておいたら自然に治った。そしてその後急性中耳炎にならなくなった」という経験をぼくに語ってくれたお母さんもいました。

ほうっておくといっても、急性中耳炎は痛みが強くてつらいことが多い病気ですから、なにもしないのもかわいそうです。そこで痛み止めとしてアセトアミノフェンだけは使うのです。

ともかく、急性中耳炎の自然治癒率が非常に高いことがわかって欧米では、「高熱があって痛みが強い」急性中耳炎でも3日間は抗生物質を使わず自然経過を見るというのがふつうになってきているようです。そして4日目になって軽快してくる様子が見えなければはじめて抗生物質を使うのです。

日本ではどうでしょうか。欧米で「急性中耳炎のための治療ガイドライン（指針）」が作られるようになった状況を後追いするように、ようやくこのところ日本でもガイドラインが作られるようになりました。

しかし、日本のガイドラインを見ると、日本ではまだ抗生物質を積極的に使う方向のようです。そして耳鼻科専門書の中には「外国のガイドラインと日本のガイドラインはちがっていて当然。国によって環境もちがうし医療事情もちがうのだから、外国のガイドラインに日本もあわせようとするのはおかしい」と書いているものもあります。それは確かにそうですが、日本は抗生物質を使いすぎる国であることは確かですし、耳鼻科での使用が相当多いことを考えると、もっと積極的に「抗生物質をなるべく使わない急性中耳炎の治療」が試みられてよいと思います。

ウイルス感染症と抗ウイルス薬

ウイルス感染症の基礎知識

子どもがかかる病気の大半は感染症で、さらにその大半はウイルスによる感染症です。はしか（麻疹）、水ぼうそう（水痘）、おたふくかぜ（流行性耳下腺炎）、風疹、手足口病、リンゴ病などいずれもウイルスによるものです。冬のインフルエンザ、夏のプール熱もウイルスによるものですし、鼻かぜ、のどかぜと呼ばれているものもほとんどウイルスが原因です。吐いたり下痢したりする胃腸炎も圧倒的にウイルスによるものが多いのです。

こんなに多い病気なのに、ウイルスの病気に対する特効薬は長いこと存在しませんでした。抗生物質がさかんに使われるようになってからは60年以上もたつのに、ウイルスの病気に対する薬（抗ウイルス薬）が登場しはじめたのはほんの近年のことです。まだ種類も少なく、効果も抗生物質とはくらべものになりません。

こんなふうにいうと心配になる人もいるでしょうがご安心下さい。ウイルスの病気というものは基本的にほとんどすべて自然に治るのが原則なのです。ぼくたちのからだがウイルスと戦って勝利するのです。

ただ、はしかやインフルエンザのような強力な病気の場合はしばしば苦戦をすることもあります。そこで薬が求められるわけですが、ぼくたちのからだが薬なしでウイルスと厳しい戦いをした後には、強力な免疫ができて一段階強いからだになるのですから、戦いもまた必要なのです。そして戦いに負けないようにするには基礎体力をつけることが必要です。

しかし、免疫の力が低下するような病気の人や免疫力を低下させるような薬を飲んでいる人などは、抗ウイルス薬を積極的に利用すべきでしょう。

ただし現状では抗ウイルス薬が必要以上に使われすぎています。そんな点を考えていくことにしましょう。

1 ヘルペスウイルス感染症の場合

ヘルペスウイルス感染症に用いられる薬としてはアシクロビル、パラシクロビルなどがあります。ただこれらの薬はすべてのヘルペスウイルス感染症に使われるわけではなく、その一部に使われます。

ヘルペスウイルスで起こる病気

ヘルペスウイルスについてくわしく説明するととても長くなるので、ここではあっさりと説明します。ヘルペスウイルスというのは、現在知られている8種類のウイルスの総称です。それらを表1（164ページ）に示します。

この中に知っているウイルス名、病名はいくつありましたか。水痘というのは水ぼうそうのことで、知っている人が多いと思いますし、赤ちゃんを育てた経験のある人の多くは突発性発疹という病名を知っていると思います。しかしそれ以外の病名やウイルス名はあ

一般名	別名	引き起こす病気
単純ヘルペスウイルス1型	ヒトヘルペスウイルス1型	歯肉口内炎 口唇ヘルペス
単純ヘルペスウイルス2型	ヒトヘルペスウイルス2型	性器ヘルペス
水痘-帯状疱疹ウイルス	ヒトヘルペスウイルス3型	水痘 帯状疱疹
EBウイルス	ヒトヘルペスウイルス4型	伝染性単核球症
サイトメガロウイルス	ヒトヘルペスウイルス5型	伝染性単核球症
ヒトヘルペスウイルス6型		突発性発疹
ヒトヘルペスウイルス7型		突発性発疹
ヒトヘルペスウイルス8型	カポジ肉腫関連ヘルペスウイルス	カポジ肉腫

表1　ヘルペスウイルスと感染症

まりなじみがないかもしれませんね。一つずつ簡単に説明しておきましょう。

①単純ヘルペスウイルス1型

かぜをひいた時などに口のまわりや鼻の下に水疱ができることがあって「かぜの華《はな》」などと呼ばれていますが、この「かぜの華」の原因は単純ヘルペスウイルス1型です。

単純ヘルペスウイルス1型には、たいていの人が幼児期にはじめて感染します。この初感染の時、ほとんどの子どもはなん

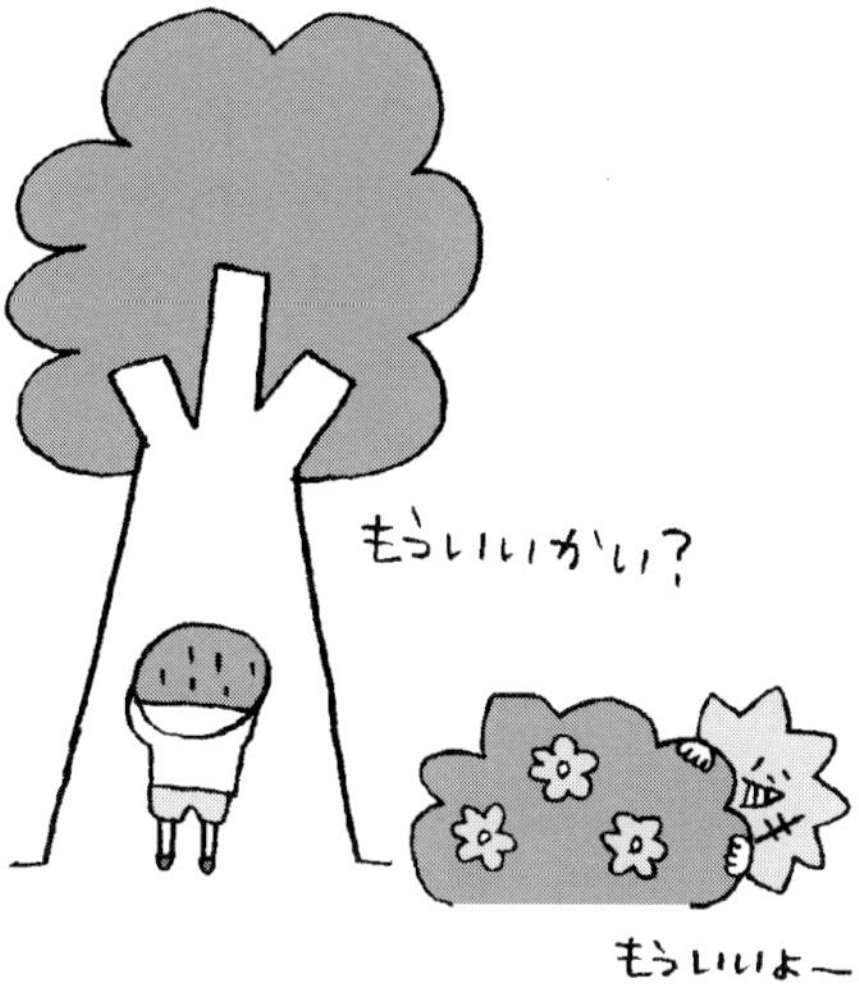

ウイルスはどこにひそんでいる？

の症状も起こしませんが、ほんの少数の子どもがかなりひどい口内炎になります。

歯ぐきや舌の前方の部分、口の中、唇の上などに水疱ができ、それがつぶれるとグチャグチャのぬかるみ状態になります。子どもは口をあけるのをいやがり食欲もおちますが、２週間ほどで自然によくなっていきます。

この時感染したウイルスは、口内炎が治った後もからだの中に残ります。恐らく一生からだの中にひそんでいるのだと思います。そしてかぜをひいた時やからだの抵抗力が落ちた時にウイルスが活動を始めると、鼻の下や口のまわりに水疱ができるのです。

します。

②単純ヘルペスウイルス2型

これは性器につくウイルスで、子どもとはあまり関係のないウイルスなので説明を省略します。

③水痘-帯状疱疹ウイルス

このウイルスは名前のとおり、水ぼうそう（水痘）や帯状疱疹を起こします。はじめて感染するのはたいてい子どもの時ですが、感染するとほとんどの場合、水ぼうそうを発病します（単純ヘルペスウイルス1型の初感染ではほとんどが無症状であるのと対照的です）。

水ぼうそうは発病後3〜4日でピークに達し、1週間ほどでかさぶたになって治るという経過をとりますが、治った後もウイルスはからだのどこかに残ります。そしてどこかを走っている神経にくっついてひっそりと生き続けるようです。

ふだんはひっそりと生きているのですが、なにかのきっかけでウイルスが活動を始めることがあります。そうすると、ウイルスがひそんでいた場所の辺りがチクチクと痛くなり、そのうちその場所に水疱が現れます。水疱は何十個かできるのですが、その何十個かは列をなして並び帯のように見えるので帯状疱疹と呼ばれます。

帯状疱疹は高齢者にできることが多く、また免疫力が低下するような病気にかかっている人で起こりやすいので、からだが弱ったり免疫力が低下した時に起こるのだといわれます。

しかし、帯状疱疹は健康な子どもにもできることがあり、特に原因がわからないことも多いのです。

２週間くらいでかさぶたのようになって治りますが、60歳以上の人がかかった場合は神経痛が残ることもあります。

④　ＥＢウイルス

このウイルスには幼児期にはじめて感染することが多く、たいていの場合は無症状で終わります。

しかし大学生の年齢になってはじめて感染した場合は、50～70％が伝染性単核球症という病気になります。この病気は発熱が長いこと続き、扁桃に白い苔のようなものがつき、からだじゅうのリンパ節がはれます。異型リンパ球と呼ばれるリンパ球が血液の中に増えるのが特徴です。１～４週間で自然に治ります。

⑤サイトメガロウイルス

このウイルスに対しては成人の90％ぐらいが抗体を持っているので、やはり子どもの頃にかかって無症状に終わっているのでしょう。妊婦がはじめてこのウイルスに感染すると胎児に感染して黄疸《おうだん》、小頭症、出血などを起こすことがあるので、産科では注意されるウイルスです。

また、エイズなどで免疫力が落ちていると、潜伏していたこのウイルスによる重い感染症になることがあります。

⑥ヒトヘルペスウイルス6型とヒトヘルペスウイルス7型

ともに突発性発疹を起こすウイルスです。突発性発疹は生後4ヵ月くらいから2歳までの赤ちゃんによく見られる病気で、3日くらい高熱が続き、その後急に熱が下がって半日から1日後に発疹が出てくるという病気です。発熱以外ほとんど症状がないのが特徴です。

突発性発疹は長いことウイルスが原因だろうと考えられてきましたが、原因ウイルスはなかなか見つかりませんでした。１９８６年にヒトヘルペスウイルス６型が見つかって、これが突発性発疹を起こすことがわかりました。

そしてしばらくの間、突発性発疹の原因はヒトヘルペスウイルス6型だけと思われていたのですが、その後ヒトヘルペスウイルス7型も突発性発疹を起こすことがわかりました。

実際、突発性発疹に2回かかる子どももはいます。そういう子どもでは、1回目の方が2回目より高熱のことが多く、この場合、1回目がヒトヘルペスウイルス6型によるもので2回目がヒトヘルペスウイルス7型によるものだろうと考えられます。

ヒトヘルペスウイルス6型もヒトヘルペスウイルス7型も乳幼児期に感染した後、ずっとからだの中に残っているようで、乳児が突発性発疹にかかるのは周りの大人が時々ヒトヘルペスウイルス6型、7型を外に出すため、そこから感染するらしいのです。

突発性発疹はなにも治療をしなくても自然に治ります。

最後のヒトヘルペスウイルス8型についてはまだよくわかっていないので省略します。

水ぼうそうとアシクロビル

ヘルペスウイルスについての説明をしてきましたが、8種類のヘルペスウイルスによって起こる病気のどれも自然に治るのがふつうです。

しかし、水ぼうそうの場合、免疫力の落ちた状態の子どもがかかると生命に関わることもあります。また成人になってかかると重症になってつらい思いをすることが多いし、妊婦がかかると肺炎になったりすることもあります。また帯状疱疹の場合は、60歳以上の人がかかって重い神経痛が残ると大変つらい日常になります。

そんなこともあって、水痘-帯状疱疹ウイルスに効く薬が望まれていましたが、近年、アシクロビルという薬が広く使われるようになりました（商品名はゾビラックスです）。水ぼうそう、帯状疱疹が発病して2日以内にアシクロビルを飲むと、水ぼうそう、帯状疱疹が軽くすむのです。しかし特に免疫力の落ちていない子どもの場合、水ぼうそうはとても軽い病気で症状はほぼかゆみだけです。

熱が出ることもありますが大したことはありません。ですからアシクロビルを使う必要はないのですが、今、日本では水ぼうそうにかかった子ども全員にアシクロビルを投与するお医者さんが少なくありません。アシクロビルを飲むと水ぼうそうが1日早く治るというのですが、これは過剰医療だと思います。

アシクロビルはあくまでも「水ぼうそうが重症になると危険な人」、「高齢で帯状疱疹にかかった人」だけが飲むべき薬とぼくは考えています。ただ、アシクロビルのぬり薬があり、これを口のまわりにできた単純疱疹に使うのは適切な処置だと思います。

❷ インフルエンザの場合

もう一つ、抗ウイルス薬として最近次々に登場したのは、インフルエンザ用の抗ウイルス薬です。

最初にアマンタジンという薬が使われましたが、最近、このアマンタジンは効果がなくなっているといわれてもっぱらオセルタミビル（商品名タミフル）、ザナミビル（商品名リレンザ）が使われています。

タミフルの副作用

タミフルやリレンザは季節性のインフルエンザに使われ、新型といわれた2009年のブタインフルエンザ流行の際にも使われました。世界中で使われているタミフルの8割が日本で使われているともいわれ、高価な新薬を湯水のように使う日本の医療状況を反映しています。

ぼく自身はタミフルもリレンザも使わないでインフルエンザの診療を続けてきました。

その理由の第一は「タミフルはこわい薬」であるからです。タミフルを服用した後、突然走り出して家から出て行き車にひかれたり高所から転落したりした若者のご家族に会って直接話を聞いたりしましたから、彼らの死はタミフルによるものと確信しています。

タミフルとこうした死亡事故との関係について調査委員会が設置されましたが、その結論では「インフルエンザという病気自体が異常行動を起こすのだから、問題になっている異常行動がタミフルのためとはいえない。タミフルを飲んだ人と飲まない人とで異常行動の起こる頻度が変わらないことからもタミフルによる異常行動と考えなくてよい」という結論でタミフルは〝白〟とされました。

しかし季節性インフルエンザに対しては10代の人には使わないということになり、ブタインフルエンザに対しては「2日間、患者を1人にしないよう見張っていられるならタミフルを飲んでもいい」という灰色の対応になりました。でも眠っていた人が突然起きて走っていくといった行動をするのですから、周りの人が一睡もしないで見張っていたとしても止められない可能性があり、異常行動に対する万全の予防法はないといえます。

確かにタミフルが使われる以前にもインフルエンザによって起こる異常行動があったのですが、死に至るほどの異常行動はありませんでしたから、タミフルと転落死などとの間には因果関係はあると思います。

インフルエンザに薬は必要？

ぼくがタミフルやリレンザを使わない理由の第二は、その効果自体が大したものではないということです。

インフルエンザの場合、肺炎や脳炎を起こすと大変なのですが、タミフルにもリレンザにも肺炎や脳炎を予防する効果はありません。

単に、熱が下がるまでの日数を１〜２日早めるという効果があるだけです。インフルエンザの場合、高い熱が出ている期間は３〜４日ですが、タミフルを飲んだりリレンザを吸入したりすると熱が１〜２日で下がることが多いのです。しかし解熱剤の項でもお話ししたように、熱を無理に下げるということが脳症を起こすひきがねになることもあると思うのです。

タミフルやリレンザが登場する以前、何十年もの間、ぼくは毎年冬にはインフルエンザの患者さんを多数診察してきましたが、重症になった人はほとんどいませんでした。インフルエンザ自体、こわい病気とは思いませんし、新型インフルエンザも大したことはないという印象です。

この程度の病気に、副作用の危険をおかしてまでタミフルを使うつもりはありません。

リレンザではタミフルのような死亡事故につながる異常行動の例は少ないようですが、タミフルにくらべリレンザの使用がずっと少ないためかもしれません。タミフルにかわってリレンザが大量に使われるようになったら、タミフルと同じように重大な副作用が認められる可能性もあります。リレンザもタミフルと同様、できるだけ使わないことにすべきと思います。

なお、インフルエンザに漢方薬の麻黄湯《まおうとう》が効くとも言われますが、それを立証する十分なデータは見当たりません。麻黄湯を飲んで重大な副作用が起こることはないと思うので使ってみる価値はあると思います。

この章のまとめ

【抗生物質】

+ 細菌にはさまざまな種類があるため、抗生物質にも多くの種類がある
+ 溶連菌感染症の治療にはペニシリン系の抗生物質が使われる
+ とびひはぬり薬（アクアチム軟膏）のみで治療を始め、治りが悪いときに抗生物質（ホスミシン）を飲むようにするのがよい

- 急性中耳炎の治療には抗生物質が使われているが、自然治癒することも多い。痛み止めとしてアセトアミノフェンのみを使うのがよい
- 強力な抗生物質の使いすぎや抗生物質の予防投与は、耐性菌の出現につながると考えられるのでさけた方がよい

【抗ウイルス薬】

- 抗ウイルス薬の種類はまだ少なく効果も高いとはいえないが、ウイルスによる病気は基本的に自然治癒するので心配はない
- 水ぼうそうの治療にはアシクロビルを使う医者が多いが、１日早く治るだけなので必要ない
- インフルエンザの治療に使われるタミフルもリレンザも、副作用の危険と効果を考えあわせるとできるだけ使わない方がよい

第5章

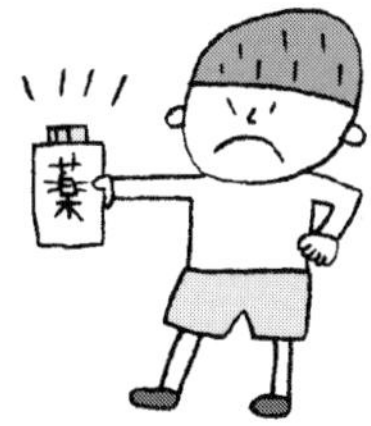

子どもがよくかかる病気の薬について知っておきたいこと

胃腸の病気の薬

子どもの胃腸の病気にはどんなものがある？

ここでは、胃腸の病気に使われる薬についてお話ししましょう。

胃腸の病気による症状を挙げてみると、腹痛、嘔吐、下痢、便秘などですが、こういった症状は子どもでもよくみられます。しかし、大人とちがって、そういった症状を起こす病気の種類は多くありません。

大人の場合、胃腸の病気といえば胃潰瘍、十二指腸潰瘍、胃ガン、逆流性食道炎、大腸ガンなどいろいろあり、重大な病気も少なくないのですが、子どもの場合、こういった病気はほとんどみられないのです。

子どもの場合、大半はウイルスによる急性胃腸炎（ウイルス性胃腸炎）で、これは冬に起こることが多く、最初に、何回か吐くという症状が半日から1日続き、その後何日か下痢や腹痛が続いて自然に治るという経過が一般的です。

ロタウイルス、ノロウイルス、アデノウイルス、サポウイルスなど、原因になるウイル

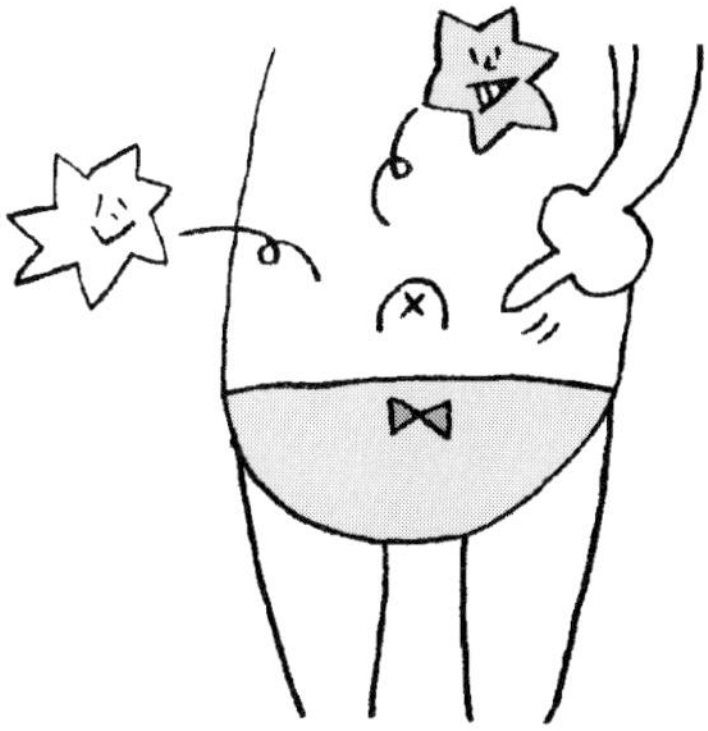

痛いのはおへその回りという子どもも多い

スはいろいろありますが、どれも症状は似たようなもので、症状からどのウイルスによるものかを診断することはできません。しかしどれも大したことにはならず数日で自然に治るのですから「ノロウイルスだったら大変」などと大騒ぎする必要もないのです。

子どもがお腹が痛いという時、特に原因が見当らないのがふつうです。たまに便秘が原因になっていることがあって、そんな時は浣腸をすればすっきりします。

くり返しお腹が痛いという子どももたくさんいて、腹痛は朝とか夜とかきまった時間に起こることが多く、どこが痛いかと聞くとおへその回りを指さします。これは反復性腹痛とか臍疝痛《さいせんつう》とかいわれますが、原因はよくわかりません。心理的なことが原因ともいわれますが、その原因を具体的にさがそうとするとなかなか見つからないのがふつうで、見つからないうちにある時突然ケロッと治ってしまったりします。

15分とか20分とかで自然におさまる腹痛はたいてい心配ありませんが、4時間も5時間も痛みが続いて、しかも時間が経つほどに痛みが強くなるという場合は、虫垂炎、腸閉塞などの可能性もあるので慎重な対応が必要です。

長期間にわたって便秘と下痢をくり返し、腹痛もあるという時は過敏性腸症候群という病気が考えられます。この病気は本来大人の病気で子どもにはめったに見られないと言われていましたが、最近は子どもにもかなり見られるようです。

このほかに、夏には子どもでも食中毒になることがありますが、まれなことです。子どもの胃腸の病気というとこれくらいしかないのですが、では治療はどうするのかということを勉強しましょう。

それには、使われる治療薬を病気別でなく症状別に考えてみるのがわかりやすいのでそうしてみます。

1 下痢

下痢に薬が必要な場合

まず最初は下痢です。下痢も発熱などと同様、からだを守るために起こる症状なのです。胃腸の中に入りこんだ病原菌や病原菌が出す毒素、あるいは病原となるウイルスなどをからだの外へ流すために下痢が起こると考えていいのです。ですからやたらに薬を使って下痢を止めると、細菌やウイルス、毒素などがからだから出ていけなくなり、からだの中に残ってしまうという結果になります。これはどう考えてもよくないことですね。

そうはいっても、午前中だけで10回以上もトイレへ往復しなければならないような下痢ではなんとか早く止めたくなります。学校へ行っている子どもだったら、やたらに多い排便は授業の妨げにもなりますからね。

しかし、乳幼児の場合は学校に行ったり仕事をしたりする必要がないのですから、下痢止めの薬を使うのはやめるべきです。

ただ、乳酸菌製剤を下痢対策として使うのはよいと思います。たとえば、扁桃炎などにかかって抗生物質を飲むと下痢をすることがあります。これは抗生物質が腸内の常在菌を

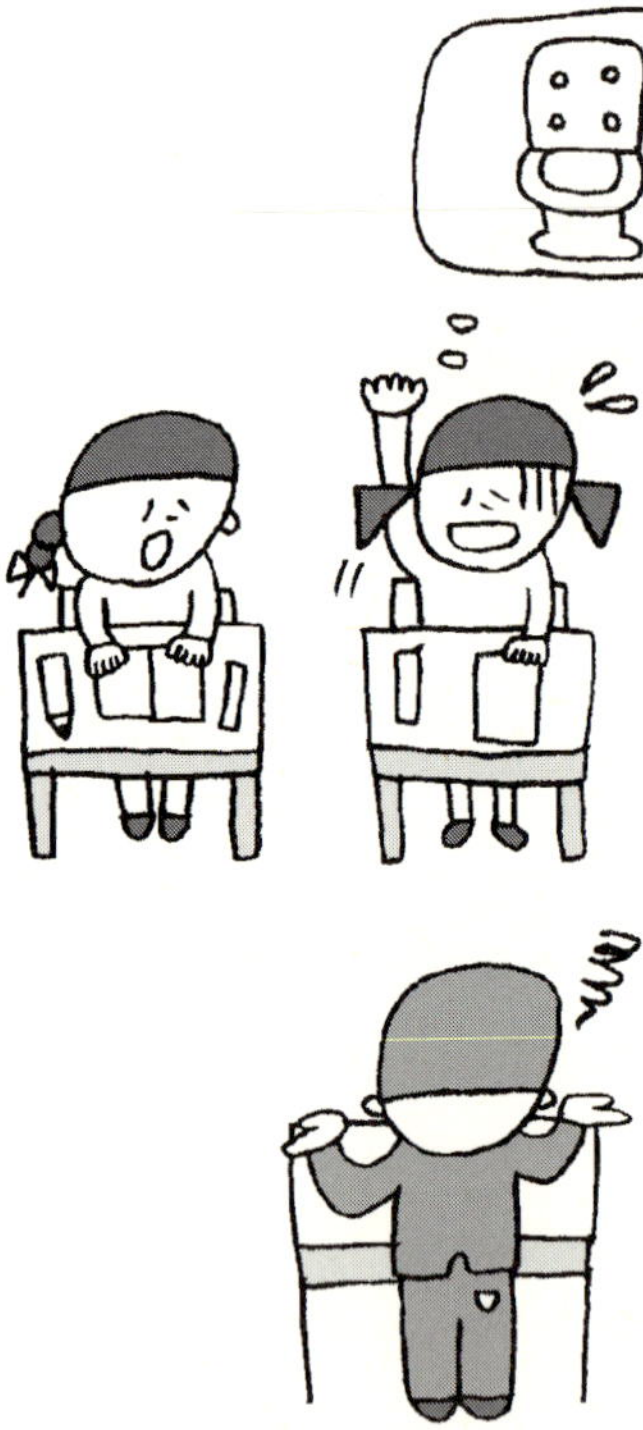

またトイレに行かなくちゃ

減らしてしまうからと考えられています。このことについてこの本では何度もふれていますが、ここでも少しくわしく説明しておきましょう。

ぼくたちの腸の中には無数の常在菌と呼ばれる細菌（腸内細菌）が存在しています。いろいろな種類の常在菌がいますが、ビフィズス菌、酪酸菌《らくさんきん》、乳酸菌などは、腸の調子を整え、消化を助けてくれています。

ところが抗生物質を飲みますと、腸へ到達した抗生物質が腸内の「良い常在菌」の一部を殺してしまいます。常在菌が減ると腸の調子を整える力が低下しますし、常在菌が十分存在する間は腸内に入りこめなかった病原菌が、常在菌が減ったのをチャンスとして入りこんだりします。そしてその結果、下痢が起こるのです。

そこで、整腸作用を持ったビフィズス菌、酪酸菌、乳酸菌などを乳酸菌製剤として服用するということが行われています。抗生物質で起こる下痢に乳酸菌製剤はある程度効果があると言われていますし、それ以外の原因で起こる下痢の際も常在菌が減る傾向があるため乳酸菌製剤の効果が認められると言われます。

乳酸菌製剤は牛乳アレルギーがある子どもには使ってはいけませんが、それ以外の子どもの下痢には使ってみる価値があります。

ウイルス性胃腸炎の下痢が自然に治ることは先ほどお話しした通りですが、治るまで１

週間ほどかかることもしばしばありますから、学校へ行っている子どもは授業中にトイレに行きたくなったりして大変です。こういう場合、下痢止めの薬を使っても大きな害にはなりません。

また過敏性腸症候群の子どもは、下痢の期間が1〜2週間にとどまらず、何ヵ月、何年というふうに続くこともあってかなりの苦痛になります。こんな場合も下痢止めの薬を使ってよいでしょう。

過敏性腸症候群は下痢と便秘をくり返すことが多いのですが、下痢している期間と便秘している期間が同等ではなく、下痢することの方が多いタイプ、便秘することの方が多いタイプがあります。下痢することの多いタイプの子どもには下痢止めの薬を使うこともありますが、過敏性腸症候群の下痢には漢方薬の方がよく効きます。下痢タイプには人参湯、半夏瀉心湯《はんげしゃしんとう》、小建中湯《しょうけんちゅうとう》、便秘タイプには桂枝加芍薬大黄湯《けいしかしゃくやくだいおうとう》などが効果があると思います。

というわけで下痢止めの薬を使う機会は多くないのですが、どんな薬があるか紹介しておきましょう。

下痢止め

大便は腸の中を通過する時間が早いと固まらず、逆に長時間腸の中にあると水分を吸収されてカチカチになってしまいます。腸の動き（ぜん動といいます）が激しいと、大便が腸を通過する時間が短くなり下痢が起き、腸の動きが悪いと便秘になります。

そこで、腸の動きをおさえる薬が下痢止めとして使われます。

塩酸ロペラミド（商品名ロペミン）は下痢止めとしてもっともよく使われるもので、下痢の原因がなんであっても効果があるといわれています。ただ、この薬は2歳未満の子どもに対しては「原則禁忌」（よほどの場合を除いて使ってはならない）ということになっているくらい強い薬ですから、子どものウイルス性胃腸炎や細菌による食中毒の場合の下痢には使うべきではありません。

ほかに、腸の動きをおさえる薬で抗コリン薬と呼ばれるものがあります。抗コリン薬にはロートエキスや硫酸アトロピンなどがありますが、昔はよく使われたけれど最近はあまり使われることがありません。

天然ケイ酸アルミニウム（商品名アドソルビン）は吸着薬と呼ばれ、これは腸を刺激するような有毒物質や過剰な水分を吸着し腸の動きをおさえる薬です。短期間使うなら副作用の少ない薬といえます。

2 嘔吐

吐く病気の基礎知識

次に嘔吐に対する薬について考えてみましょう。子どもは一般によく吐きます。特に乳児は吐くことが多いのです。よく吐くけれど機嫌もよく体重も減らないというような場合は、単に吐きぐせといってよいもので処置する必要はありません。

乳児がよく吐いてしかも体重がだんだん減っていき元気もなくなるといった場合は、幽《ゆう》門狭窄《もんきょうさく》などの重大な病気の可能性がありますから、病院へ連れていく必要があります。こういうケースでは薬が必要になることは少なく、処置が必要という場合は手術などになります。

子どもで見られる「吐く病気」の大半は、下痢のところでもお話ししたウイルス性胃腸炎です（嘔吐と下痢が主な症状なので嘔吐下痢症とも呼ばれます）。

主に冬に起こり、突然吐き始め何度も続けて吐いたりするので、周りの大人は驚きます。

しかし、子どもが突然吐き始める場合はほとんどがウイルス性胃腸炎ですから特に心配はないのです。気をつけたいのは、吐き始める4〜5時間前に頭を強くぶつけていないかどうかで、もしぶつけている場合はすぐ脳外科へ行く必要があります。

5時間以上も腹痛が続いてその後に吐くという形だと、虫垂炎や腸重積《ちょうじゅうせき》のような重い病気の可能性もありますが、突然何度も吐くという時はそうした重大な病気の可能性は少ないのです。

さて、ウイルス性胃腸炎も経過はいろいろです。何度も吐いて吐き終わった後はケロッとしてなにも症状がない場合、吐き続けた後下痢になり、下痢、吐き気、食欲低下、腹痛などが5日間から1週間くらい続く場合、激しい嘔吐と激しい下痢が同時に起こる場合などいろいろな形があります。

吐く病気の治療と薬

先ほど説明したウイルス性胃腸炎のどの場合も特に薬は必要なく、自然に治るのを待てばいいのですが、激しい嘔吐と激しい下痢で始まるような場合は脱水状態にならないように気をつける必要があります。

以前は、脱水になったり脱水になりそうだと判断される場合は点滴をして水分補給がされましたが、最近は点滴よりも水分を少しずつ飲ませるという方法が広く行われるように

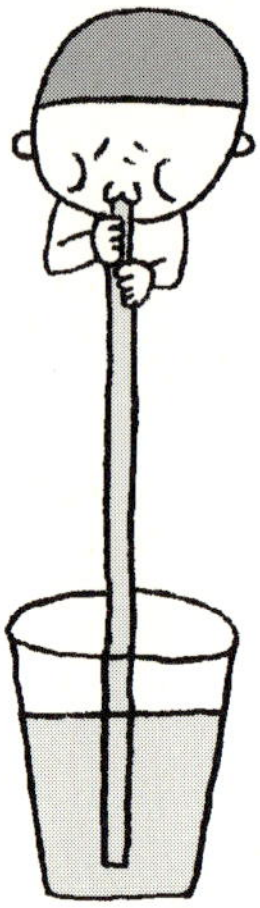

水分補給は少しずつ

なっています。水分といってもただの水では脱水を治療するには不十分で、少量の塩分、糖分が含まれている必要があります。子ども用のスポーツドリンクを使ってもいいのですが、経口補水液というものが市販されているので、こちらを使うのが最良です。

経口補水液を少しずつ飲ませるのですが、液体であっても一気にグイグイ飲むと吐きますから、おちょこに1杯分ぐらいの少量を1回分としてほんの少しずつ与えるのです。ストローの使える年齢ならストローで少しずつ吸わせます。

吐き続けている時でも少量ずつの水分補給は行います。5〜6時間もすれば吐くのも自然におさまってくるのがふつうですから、薬は必要ではありません。

しかし吐き続けている子どもを見ると、大人としてはなんとかしてやりたいという気持ちになります。そこで吐き気止めの薬が使われることがあります。吐き続けている状態ですから、口から薬を飲むわけにいかないので坐薬を使うことになりますが、もっぱらナウゼリンという坐薬が使われています。

ナウゼリンは一般名をドンペリドンといい「胃の動きを活発にして、胃の中の食べものをスムーズに十二指腸に送る働きと吐き気をおさえる働き」があります。まれにショックを起こすことがあるほか、〝首がうしろにそり返る〟〝眼球が横を向く〟〝腕が突っぱる〟といった神経症状が出ることもあるので本来使うべきでない薬といえます。特に1歳未満の赤ちゃんでは使ってはいけません。

アメリカの医学書などを見ますと、ウイルス性胃腸炎の時に吐き気止めは使わないようです。効果もはっきりしませんので使わないですませましょう。

ナウゼリンのほかにプリンペランという薬が吐き気止めとして昔から使われていますが、ナウゼリンと同様の副作用があり、子どもには使わない方がよいと思います。

3 便秘

治療の必要な便秘とは？

便秘は子どもできわめてよく見られる症状の一つといってよいでしょう。欧米では子どもの場合1〜5％くらいの頻度で慢性の便秘がみられると報告されています。こんな時、いつも思うのですが、ある病気や症状が子どもの何パーセントくらいに見られるかといったデータが日本には少ないのですね。医学の専門書を調べてみても欧米のデータしかのっていないのです。そんなわけでここでも欧米のデータしか紹介できないのですが、恐らく日本でもこのくらいの頻度と思われます。

ところで、今、慢性の便秘というふうに言いましたが、じつは便秘というものを定義するのがなかなかむずかしく、また慢性というのはどのくらいの期間かというとこれもまたむずかしいのです。一応、慢性の便秘というのは2週間以上便秘で苦しんでいるという状態を指すことにしますが、やはり便秘の定義をしなくてはなりません。

便通というものは個人差があり、どのくらいの頻度が正常か、どのくらいの期間便が出なかったら異常とするかなどのことはなかなか決めにくいのです。

年齢		1週間あたりの排便回数	1日あたりの排便回数
0〜3ヵ月	母乳の場合 人工栄養の場合	5 〜 40 5 〜 28	2.9 2
6〜12ヵ月		5 〜 28	1.8
1〜3歳		4 〜 21	1.4
3歳以上		3 〜 14	1

表2　年齢別の平均排便回数

特に子どもの場合、年齢によって排便回数が変わりますから、正常、異常の線引きも慎重にしなければいけません。

表2に各年齢の平均排便回数を示しておきましょう。ここに示したのはあくまでも平均回数で正常回数ではありません。

一応国際的な定義としては「便通が1週間に2回あるいはそれ以下の回数で硬い便が出る場合」「毎回コロコロした硬い便が出る場合」が便秘ということになっています。しかし1週間排便がないような状態でも本人に全く腹痛などの症状がない場合は何もしないでよく、特に病的な便秘と考えなくていいのです。

便秘の治療と薬

「1週間、ウンチが出ていません」と心配そうな顔で赤ちゃんを連れてくるお母さんはたくさんいますが、ぼくはすぐに浣腸したり下剤を出したりすることはせず、赤ちゃんのお腹

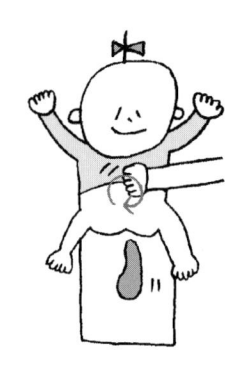

便秘にはお腹のマッサージが効く

をまんべんなくマッサージすることにしています。そうすると「帰宅したらすぐ便が出ました」とか「翌朝起きてみたら便が出ていました」と電話が来ることがしばしばあります。

しかし、症状がある時は対応することになります。毎日排便があった子どもが、3日間排便がなく、腹痛を訴え食欲が落ちているといった場合はグリセリンを肛門内に入れて浣腸をしてやるとすっきりします。肛門が切れてしまったために排便のたびに痛がるような場合も、浣腸をしたり下剤を出して便を出やすくし、肛門には抗生物質のぬり薬をぬります。

こうした処置でその後便秘を起こさなければそれでいいのですが、浣腸したり下剤を使ったりしても一時的な効果ですぐまた便秘になるといったことをくり返すような場合、慢性便秘として治療法を考えます。

薬を使わない治療法としてはいろいろなことが試み

られています。

まず、ティッシュのような柔らかい紙をちぎって細くねじり、こよりを作って肛門を刺激する方法があります。綿棒をオリーブオイルで湿らせ先端を肛門に1㎝ほどさしこみ軽く広げるように回す方法もあります。

食事についてはまず水分を十分にとることが第一で、麦茶などをこまめに与えてみます。

またタンパク質、穀類、野菜などバランスのよい食事をとることも必要です。冷たいもの、甘いものはとりすぎないようにします。

また、お腹のマッサージも時に効果があります。赤ちゃんをあおむけに寝かせ、1日1〜2回、赤ちゃんのお腹を手のひらで円をえがくようにマッサージするのです。

こんなふうにいろいろな方法がありますが、ぼくの治療室へやってくるお母さんの大半は、こういうことはすべて試みてそれでも排便がないので来院したというわけなのです。

そういうケースでは下剤を使ってよいと思います。子どもに我慢させるばかりがよいのではありません。便秘の場合、何日も便が出ないと便はどんどん固くなります。固い便を無理に出そうとするのは苦しいし、排便時に肛門が切れることもあります。そうすると子どもは痛いので排便をさけようとしますから、いよいよ便が出なくなって便秘が進行します。こういうふうに悪循環になると子どももつらい思いをするわけですから、下剤で楽にしてやっていいのです。

下剤の使用や浣腸はくせになってよくないという人もいますが、特に害はなく下剤不使用、浣腸拒否でがんばる必要はないと思います。

さて、下剤もたくさんの種類が使われていますが、そのうち子どもによく使われるものを紹介しましょう。

まず、カマと呼ばれる薬があります。これは一般名を酸化マグネシウムといい、腸を活発に動かす働きがあります。粉薬を1日3回飲むか寝る前に1回飲むかします。

次にラキソベロンという薬があります。一般名をピコスルファートナトリウムといい、液体を年齢に応じて何滴か飲みます。寝る前に1回飲むのがふつうです。

これらの薬は安全性が高く、心配しないで使ってよいと思います。

ぜんそくの薬

治る病気になった「ぜんそく」

この数十年の間にぜんそくの治療法は大きく変わりました。ぼくが医者になった１９６０年代の後半ごろ、ぜんそく発作の患者さんが診察室へやってきた時に緊急の治療としてできる方法はもっぱら注射でした。ボスミンやネオフィリンなどの注射薬が使われていましたが、両方とも副作用が強く、慎重に使わなくてはなりませんでした。

しかし今は、気管支拡張剤の吸入療法があり、入院するほど重症の場合を除けば、注射をする必要はなくなっています。

また、副腎皮質ホルモンの吸入薬が登場し、〝ぜんそくを治す〟ことができるようにもなってきました。発作が起こらない状態にまでもっていくことができるケースが多くなったのです。

幼児期に起こったぜんそくが成長するとともによくなって、６歳、あるいは10歳ごろに治ってしまうという、いわゆる「自然治癒」はしばしばあります。しかし薬によってぜん

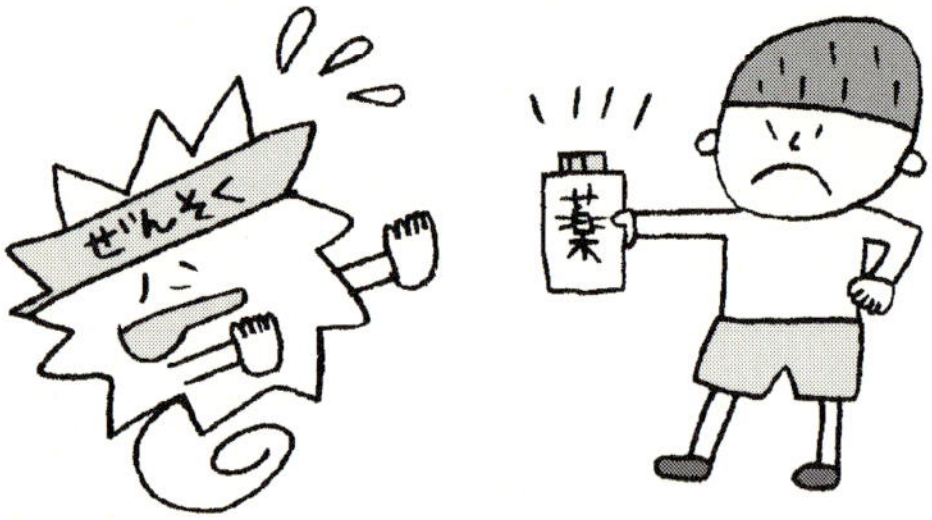

ぜんそくはこわい病気ではなくなった

そくを治すことは昔は〝夢〟にすぎなかったのです。それが最近は現実になってきました。

ぜんそくはかつて、生命に関わることもあるこわい病気でした。しかし今はもう恐れる必要のない病気になっていることをまず知っておいて下さい。

さて、ぜんそくで今、どんな治療がされているかをお話しするわけですが、まずぜんそくという病気について簡単に説明しておきましょう。

ぜんそくの症状と治療

ぜんそくを「せきが激しく出る病気」と思っている人は多く、せきのひどい子どものお母さんやお父さんに「この子はぜんそくでしょうか」と心配そうな顔でたずねられることはよくあります。

ぜんそくという言葉を『医学書院　医学大辞典』でひいてみますと、「語源は『喘《あえ》ぐ』呼吸困難を意味し、古来、呼吸困難を示す病気に対して幅広く用いられてきた。現在では気管支喘息のみを指す病名として用いられている。しかし、従来の経緯から循環器疾患に由来する心臓性喘息を指すこともある」と書かれています。

ここに書かれているようにぜんそくというのは呼吸困難しかも発作的に起こる呼吸困難のことなのです（決して〝せきがひどく出る〟状態ではないということです）。

たとえば夜、食事を終えてテレビを見ていたらいきなり胸の辺りがゼーゼーいい出して息苦しくなった、あるいは学校で体育の時間に走っていたら息苦しくなって走り続けられなくなったというように〝突然〟起こるというのが特徴です。

なぜ突然苦しくなるかというと、気管支がせまくなるからです。そして気管支がせまくなる原因はいろいろあります。

いろいろな原因が刺激となって気管支に作用し、アレルギー反応が起こって気管支がせまくなるのです。

そういうふうにしてぜんそくが起こるということから、①原因をとり除くこと　②アレルギー反応が起こらないようにすること　③せまくなった気管支をひろげることなどが治療法として考えられてきました。

しかし、原因といっても、食物のように具体的で、さけることが可能なものであること

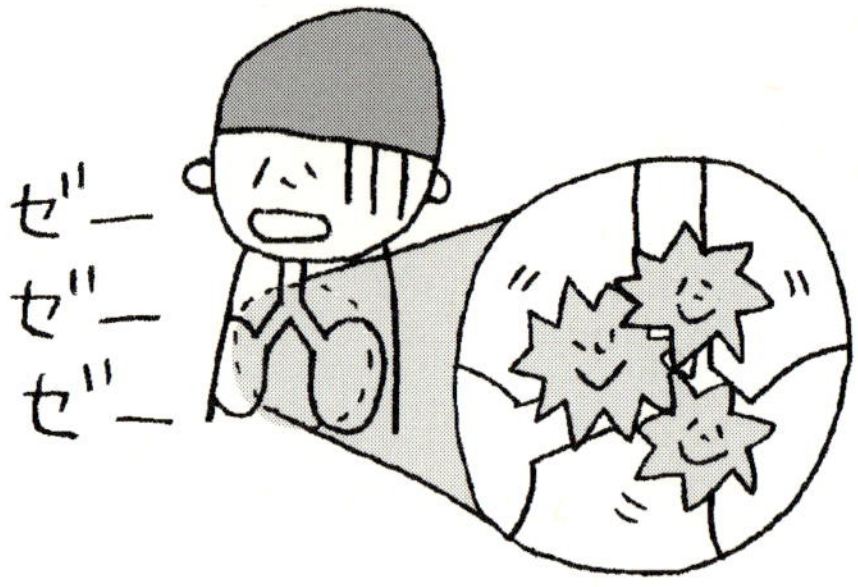

ぜんそくでは気管支に炎症が起こっている

は少なく、多くはほこりやダニ、気圧や温度の変化、運動をすることなどによって起こるものですからさけるのがむずかしいのです。またアレルギーを起こさないようにする薬といわれるものは数多く登場していますが、効果がはっきりしないものが多いのが実情です。

そこでもっぱら、せまくなった気管支を拡げる薬が使われてきました。

ところが最近になって、ぜんそくの本態は気管支に慢性の炎症が起こっていることだといわれるようになり、その炎症をおさえるのがもっとも効果があることがわかってきました。

そして副腎皮質ホルモンの吸入薬が広く使われるようになり、吸入薬を数ヵ月から数年続けることで「ぜんそくが治った」といえる状態にもちこめるケースが、子どもでも大人でも見られるようになりました。子どもの場合、成長していくにつれて自然にぜんそくが軽くなっていくことも多いため、吸入薬の効果が自然治癒を応援する力にもなっています。

ぜんそくの治療を決める「重症度」

では、これからそれぞれの薬についてお話ししていくことにしますが、まず、ぜんそくの治療は具体的にどのようにすすめられるのかということを紹介しておきましょう。

ぜんそくの治療については日本小児アレルギー学会が「小児気管支喘息治療・管理ガイドライン」というものを出しているので、多くのお医者さんがそれに従って治療をしています。そこではまずぜんそくの重症度（どれくらい重いかということ）を決めます。

その内容はとても専門的なことになるので、ここで全部を紹介はしませんが、みなさんにもわかりやすい部分を紹介しておきます。

ぜんそくの重症度は５段階に分けられ次のようになっています。

(1) 間欠型（もっとも軽い）

年に数回、ある季節にせきと喘鳴《ぜいめい》（胸がゼーゼーヒューヒューいう）が起こる。時に呼吸困難を伴うこともあるが、β_2刺激薬（気管支を拡げる薬。205ページでくわしく説明しています）の吸入などで短時間のうちに症状がよくなり、その後症状が続くことがない。

（2）軽症持続型

咳と軽い喘鳴が月1回以上起こるが週1回未満。時に呼吸困難を伴うが、持続は短く、日常生活が障害されることは少ない。

（3）中等症持続型

咳と軽い喘鳴が週1回以上起こるが、毎日続くということはない。時に中発作、大発作になり、日常生活が障害されることがある。

（4）重症持続型

咳と軽い喘鳴が毎日続く。週に1回、中発作、大発作となり日常生活や睡眠が障害される。

（5）最重症持続型（もっとも重い）

重症持続型に行うべき治療を十分行ってもなお症状が持続する。しばしば夜間に中発作、大発作を起こして救急外来を受診し、また入退院をくり返して日常生活が制限される。

もしあなたの身近にぜんそくの子どもがいたら、この分類のうちのどこに該当するか考えてみて下さい。重症度がどの程度かによって長期的な治療の内容が決められるからです。

ただ、ここまでの説明の中に中発作、大発作という言葉が出てきて、この意味がわからないという人も多いと思うのです。ちょっと説明しておきましょう。

発作の強さは小発作、中発作、大発作、呼吸不全の４段階に分けられます。

小発作は軽い喘鳴で息苦しそうに見え、からだの動きがいつもより少ないけれど、食欲はふつうだし会話もふつうにできるといった程度です。中発作ではやや強い喘鳴があって食欲が落ち、会話もやや少なくなるといった程度です。大発作になるとからだを横にすることができず座った姿勢をとり、喘鳴も強く会話もあまりしません。唇が紫色になることもあります。呼吸不全は重症で唇の紫色は著明になり、話すこともできず意識もとぎれがちになります。

小発作の場合は家庭で吸入する方法で対応できますが、中発作以上は病院へ行くのが原則です。特に呼吸不全の場合は救急車を呼ぶ必要があります。

さてこのようにさまざまな程度の発作があるわけですが、どの程度の発作がどのくらいの頻度で起こるかによって、間欠型から最重症持続型までに分けられているということです。そして、それぞれに対して主治医が治療方針を立て治療を行います。

「ぜんそくの薬」の2つの役割

治療には発作時に発作をおさえることと、長期的にぜんそくを治すことの2つがあります。

ぜんそくの治療が進んだ今でも、ステロイドの飲み薬を毎日飲まなければいけない〝難治性ぜんそく〟の子どももいます。しかし、多くの子どもは吸入ステロイド薬などの治療で「β_2刺激薬（後で説明します）の発作時使用の回数が減った、あるいはゼロになった」「昼夜を通じて症状がない」「学校を欠席しない」「スポーツも含め日常生活をふつうに行うことができる」といった「治ったといってよい状態」に改善するようになったのです。

さて、話を元に戻しましょう。

重症度5段階のうちもっとも軽い間欠型の場合は、発作が起こった時にだけ薬を使うという対処をすればよいのですが、軽症持続型以上の重さの場合は、長期管理を考えます。これはいわゆる〝体質改善的な治療〟に当たるもので、吸入薬や飲み薬を長期間続けてぜんそくが起こらないようにしてしまおうという方法です。

以前は、かなり発作の頻度が多くしかも発作が強い場合にはじめて体質改善的な方法を行うということになっていましたが、最近は発作の頻度は少なくても1回の発作が強いような子どもは軽いうちに長期管理に入った方がよいといわれます。

長期管理の具体的なやりかたについては日本小児アレルギー学会によって表３（204ページ）のような長期管理ガイドラインが出されています（なお、ガイドラインの中に出てくる薬については205ページ以降で解説しているのでそちらを見て下さい）。

このガイドラインを参考にしてお医者さんは個々の患者さんについて長期的な治療プランを作るわけです。ただここに挙げられている薬についても、お医者さんによって評価がちがいますから、どのお医者さんも同じ治療をすることにはなりません。このことについては薬の解説のところでふれることにします。

ガイドラインに少し説明を加えておきましょう。まず、子どものぜんそくの重症度によって１から４までのどのステップの治療をするかが決められます。

最初に基本治療を行い、それで十分な効果が得られなければ追加治療を行うというふうにします。それでも不十分ならさらにステップを一段階上げた治療をするということになります。

それでは次に個々の薬についての説明をしましょう。

●2歳未満の子ども

	ステップ1	ステップ2	ステップ3	ステップ4
基本治療	発作が起きたときの治療だけで長期管理なし	ロイコトリエン受容体拮抗薬、DSCGのいずれかあるいは併用	吸入ステロイド薬を使う	吸入ステロイド薬にロイコトリエン受容体拮抗薬、DSCGのいずれかあるいは両方を加える
追加治療	なし	なし	ロイコトリエン受容体拮抗薬、DSCG、β_2刺激薬、テオフィリンのいずれかあるいは複数併用	β_2刺激薬、テオフィリンのいずれかあるいは併用

●2歳から5歳の子ども

	ステップ1	ステップ2	ステップ3	ステップ4
基本治療	発作が起きたときの治療だけで長期管理なし	ロイコトリエン受容体拮抗薬、DSCG、吸入ステロイド薬のいずれかあるいは複数併用	吸入ステロイド薬（ステップ2より量を多く使う）	吸入ステロイド薬にロイコトリエン受容体拮抗薬、DSCG、β_2刺激薬のいずれかあるいは複数を加える
追加治療	ロイコトリエン受容体拮抗薬、DSCGのいずれかあるいは併用	テオフィリン	ロイコトリエン受容体拮抗薬、DSCG、β_2刺激薬、テオフィリンのいずれかあるいは複数併用	なし

●6歳から15歳の子ども

	ステップ1	ステップ2	ステップ3	ステップ4
基本治療	発作が起きたときの治療だけで長期管理なし	吸入ステロイド薬あるいはロイコトリエン受容体拮抗薬。さらにDSCGを加える。DSCG単独使用の場合もある	吸入ステロイド薬（ステップ2より量を多く使う）	吸入ステロイド薬にロイコトリエン受容体拮抗薬、DSCG、β_2刺激薬、テオフィリンのいずれかあるいは複数を加える
追加治療	ロイコトリエン受容体拮抗薬、DSCGのいずれかあるいは併用	テオフィリン	ロイコトリエン受容体拮抗薬、DSCG、β_2刺激薬、テオフィリンのいずれかあるいは複数併用	ステロイド薬の飲み薬。入院治療

表3　ぜんそくの長期管理ガイドライン

1 気管支を拡げる薬

β_2刺激薬

せまくなった気管支を拡げる薬の大半は、β_2刺激薬と呼ばれているものです。

気管支は交感神経や副交感神経の働きで拡張したり収縮したりします。交感神経にあるβ_2-受容体を刺激すると気管支が拡張するのですが、その作用を持ったβ_2刺激薬と呼ばれる薬がぜんそくの薬として用いられています。

β_2刺激薬はシロップ、顆粒、錠剤、吸入用の液体などいろいろな形があります。シロップ、顆粒、錠剤などの飲み薬は胃に入り腸から吸収されて血液に入ります。そしてからだをぐるりと回って気管支に届くわけですから、効果があらわれるまでに30分以上かかります。

一方、吸入用の器具を使って液体を霧状にし、口に噴霧すると薬が直接気管支に届いてすぐに気管支を拡げます。つまり即効性があるというわけです。その上、飲み薬にくらべて副作用も少ないのです。

かつて「吸入薬は使いすぎになる傾向があって、そうすると心臓に負担がかかる。その結果突然死する恐れもある」といわれたことがあって、その記憶が残り吸入をしたがらない人もいます。

しかし欧米などの傾向を見ますと、むしろ飲み薬は全く使わず発作が出たら吸入薬を使う、あるいは予防のために毎日きまった回数吸入をするといった治療が主流になっています。欧米では日本に比べて科学的証拠に基づく治療（エビデンスによる治療）が行われていることが多いので、日本でも吸入という方法を積極的にとり入れた治療にするのがよいと思います。

吸入療法のしかたとして、まずネブライザーという吸入器を使う方法があります（ネブライザーは1万円くらいで購入できます）。家庭に1台ネブライザーを購入し、病院でもらった吸入薬の液体をネブライザーを使って吸入するのです。これは非常に効果がありま す。

しかし家庭以外の場所で発作が起きることもありますね（たとえば旅行先とか学校での体育の時など）。その予防のためにネブライザーを持ち歩くというのはむずかしいことなので、スピンヘラーという携帯用の小型吸入器も持っていると便利です。

家庭で発作が起こった時、ネブライザーがなくても、スピンヘラーを1回あるいはくり返し使うことでたいていの発作がおさえられるはずですから、この小型吸入器はぜひ持っておきたいものです。使い方については医療機関で渡される時、説明してもらえます。もっとも軽い間欠型の子どもの場合は吸入薬だけで十分ですが、軽症持続型以上の場合はシロップ、顆粒、錠剤などの飲み薬も使う必要がある場合が多くなります。

飲み薬は副作用が強く出ることもあるのが難点です。

手がふるえるとかドキドキするといった副作用が出ることがあるのですが、幸い子どもは大人にくらべるとこういう副作用が出にくいようです。またこれらの副作用はからだに害になるものではないので、たとえば手がふるえるからといって薬をやめる必要はありません。何回か飲んでいるうちに薬になれて副作用がなくなることもあるのです。

シールもあります。ホクナリンテープなどの商品名ですが、小さな絆創膏のような形になっているものをからだに貼ります。からだのどの部分に貼ってもその部分の皮膚に分布している末梢血管を通ってからだを回り気管支に効果を及ぼします。吸収がゆっくりで効き目が長時間もちます。1日1枚貼ると24時間効果が持続するので便利ですが、時に皮膚がかぶれることがあります。かぶれる場合は足の裏などに貼ってもかまいません。

β_2刺激薬としては次のようなものがあります（商品名で示します）。

ベネトリン、サルタノール、アイロミール、メプチン、セレベント、ブリカニール、ホクナリン、ベラチン、ベロテック、アトック、スピロペント。

これらの中でセレベントとベロテックは心臓への負担が大きいようで「使うべきでない」と浜六郎さん（薬害にくわしいお医者さん）が言っています。ぼくはサルタノールとメプチンを使っています。

ベネトリン、サルタノール、メプチン、セレベント、ベロテック、スピロペントなどは飲み薬のほかに吸入薬の形のものもあります。

テオフィリン薬

気管支拡張剤としては、β_2刺激薬の他にテオフィリン薬と呼ばれるものがあります。テオドールとかテオロングとかいった商品がありますが、強い副作用が起こることがあるので子どもでは使うべきでないと思います。『小児気管支喘息治療・管理ハンドブック２００９』には次のように書かれています。

「小児におけるテオフィリンの副作用は悪心、嘔吐などの胃腸症状がもっとも多く、興奮、食欲不振、下痢および不眠などが報告されている。血中濃度が上昇すると頻脈、不整脈があり、高度となるとけいれんが起きて死に至ることがある」

ちょっとこわいことが書かれていますね。

ここで血中濃度という言葉について説明しておきましょう。血中濃度は正確にいうと薬物血中濃度で、医学辞典などの説明では「投与された薬物の血液中の濃度」ということになります。

ある薬を注射したり口から飲んだりした後、血液を調べて、中に薬がどのくらい含まれているかを見るのが〝血中濃度の測定〟です。血中濃度の測定をするのは特別の場合といってよいでしょう。どんな時に測定するか、例を挙げてみます。

てんかん発作がある子どもにてんかんの薬を飲んでもらったけれど、あまり発作が減らない時、血中濃度を調べます。てんかんの薬の場合、血中濃度がある数字に達していれば効果ありと考えられ、達していなければ投与量が不足していて効果不十分と考えられます。そこで血中濃度が低かったら薬を増やすことになります。

また、てんかんの薬の場合、血中濃度が高くなりすぎると副作用が起こる心配がありますので、その場合は薬を減らさなくてはいけません。

てんかんの薬や精神科で使用される薬の中には、こうした厳密な血中濃度の管理が必要なものがあるのですが、一般の薬で血中濃度管理が必要なものはあまりありません。テオフィリン系の薬は、血中濃度が一定量を超えると副作用が出る恐れがあり、その中には重大な副作用もあるので、長期に飲み続ける場合は定期的な血中濃度チェックが必要になります。

血中濃度を測定するには採血しなければなりませんが、小さい子どもの場合など何度も採血するのは大変です。そういう点でテオフィリン系の薬は使いづらく、日本以外ではあまり使われない薬でした。日本でよく使われてきたのは、β_2刺激薬にくらべると〝手のふるえ〟〝動悸〟などの副作用が出にくいことが理由かもしれません。

しかし特に子どもの場合、けいれんが起こりやすく、血中濃度が正常域であってもけいれんは起こると報告されています。それで、テオフィリン薬は子どもには使うべきでないという意見の小児科医も多く、ぼくも10歳以下の子どもには使わないことにしています。

2 抗アレルギー薬

抗アレルギー薬は、長期管理に使われます。体質改善のために使う薬というふうにもいわれます。人間のからだは異物が中へ入ってこようとするとそれを排除しようとしてさまざまな反応をします。これは免疫反応といわれますが、時にからだに有害に働くような反応があり、それはアレルギーと呼ばれます。

アレルギーが起こるのには、ヒスタミン、ロイコトリエン、トロンボキサンなどという物質が細胞から出てくるということも原因になりますが、こうした物質をおさえるための薬は抗アレルギー薬と呼ばれ、最近さまざまな薬が登場してきました。

DSCG

一般名はクロモグリク酸ナトリウムという長い名前なので、略してDSCGと呼ばれます。商品名はインタールです。ヒスタミンなどの物質をおさえる薬です。

30年ほど前、この薬が登場してきたころ「DSCGでぜんそくはすべて治る。この世からぜんそくという病気はなくなるだろう」と言われたりしました。DSCGは液体を吸入する形のもの、カプセルを破って粉薬を吸入するもの、粉末の飲み薬などがありますが、液体を吸入するものがもっともよく用いられます。この吸入を半年とか1年とか続けることでぜんそくは治ってしまうと言われたのです。

確かにこれを使ってぜんそく発作が全く出なくなる子どももいましたが、それほど効果の見られないケースも少なくありませんでした。奇跡の薬というほどではなかったということです。

しかし今も、特に2歳未満の子どもで長期管理をはじめる時にDSCG吸入をしてみることがすすめられています。

粉薬の飲み薬は食物アレルギーの治療に使われます。

ロイコトリエン受容体拮抗薬

ロイコトリエンはぜんそくなどのアレルギー反応を起こす物質といわれ、そのロイコトリエンをおさえる薬（ロイコトリエン受容体拮抗《きっこう》薬）が最近登場して、かなり使われるようになっています。

一般名をプランルカストというもの（商品名はオノン）、モンテルカストというもの（商品名シングレア、キプレス）があり、ともに飲み薬です。長期管理に使ってぜんそくが治ることが期待できるといわれていますが、ぼくはほとんど使いません。外国の文献を見るとあまり評価されていない薬だからです。日本では薬の評価が甘く、欧米の方が「科学的根拠のはっきりしている薬」だけを使う傾向があるのです。

ＤＳＣＧ、ロイコトリエン受容体拮抗薬以外にも抗アレルギー薬に属する薬は山ほどありますが、ぜんそくの長期管理には使われません。効果が期待できないからです。

❸ 吸入ステロイド薬

現在、ぜんそくの長期管理にもっとも広く使われ、実際にきわめて有効であることが多いのが吸入ステロイド薬です。

ステロイドは強力な〝炎症をおさえる薬〟で、ぜんそくは気管支に慢性の炎症が起こっている病気ですから、ステロイドが効くことは確かです。しかしステロイドの飲み薬は長期に使うと、肥満、多毛などのほか、高血圧、糖尿病、骨粗鬆症《こつそしょうしょう》などを起こす可能性もあって、できるだけ使わないですませたいものです。

一方、吸入薬は気管支部分に直接働きかけるためからだへ回る量が少なく、副作用の心配をあまりしなくてよいのです。

ただ、ステロイドは副腎皮質ホルモンで、これはぼくたちのからだの中の副腎が出しているホルモンです。からだの外から副腎皮質ホルモン（ステロイド）が入ってくると、「外から入ってきたから出さなくてもいいや」と副腎がホルモンを出すという作業をさぼってしまうことがあります。そうすると副腎の働きが落ちて副腎不全という状態を起こし、生命に関わることもあります。

吸入ステロイド薬は副腎不全を起こしにくいといわれてはいるのですが、フルタイドという吸入薬は作用が強力であるため副腎不全を（まれではありますが）起こす可能性もあるといわれています。キュバールという吸入薬の方が安全なので、ぼくはこちらをおすすめします。

吸入薬は小さい携帯用吸入器（スピンヘラー）に入っていて手軽に吸入できます。吸入の回数は年齢やぜんそくの重さによって主治医が決めてくれます。どのぐらい続けるかも主治医が決めてくれるはずです。

アトピー性皮膚炎の薬

1 ステロイド

ステロイドを使ってもよいか

子どもの皮膚病にもいろいろな種類があり、使われるぬり薬にもいろいろなものがありますが、ぼくが相談を受けることが多いのは圧倒的に「アトピー性皮膚炎にステロイドを使ってよいか」ということです。

ステロイドというのは副腎皮質ホルモンのことですが、使ってよいかどうかと疑問が発

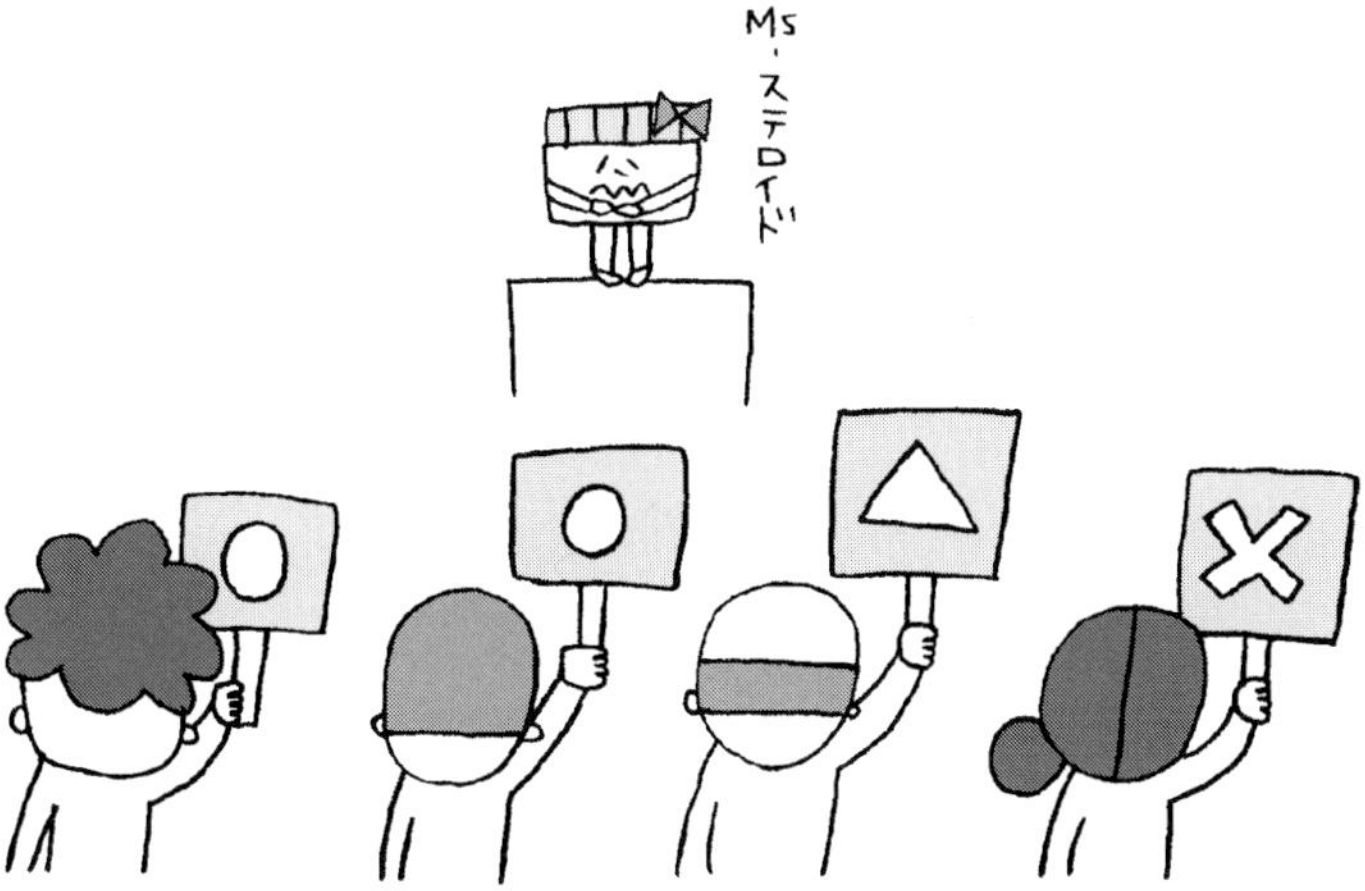

ステロイドに対してはいろいろな考えがある

せられるのは副腎皮質ホルモンの外用薬、つまりステロイドのぬり薬のことです。

そういうわけで最初にステロイドのぬり薬について考えてみることにします。

ステロイドのぬり薬の使用については医者の間でもいろいろな考え方があり、「絶対否定派」「肯定派」「慎重に使うなら使ってもいい派」などに分かれると思います。ぼく自身は「慎重に使うなら使ってもいい派」だと思っています。

ステロイドには注射や飲み薬もあって、注射はめったに使われませんが、飲み薬はけっこう使われています。

ステロイドは炎症を止める力が強力な薬ですから、重症のリウマチのような強い炎症に苦しめられる病気にかかっている人にとっては「これがなくては生活できない」特効薬になっています。ぜんそくでも、難治性ぜんそくの人はステロイドがなくては生活できないどころか、生命に関わるかもしれません。

ステロイドの飲み薬を長期に使わなければならない病気はふつう難病と呼ばれるものですから、特殊なケースといってよいかもしれませんが、もっと日常的な場面でもステロイドが威力を発揮することはあるのです。

たとえば、レントゲン写真をとって肺炎が確認された子どもで、なんとか入院させないでがんばりたいという時に抗生物質に加えてステロイドを短期間（3日くらい）飲んでもらうと、重症化を防いで入院を回避できることがあります。またひどくせきこんで夜もほとんど眠れないというような時に、ステロイドを短期間飲んでもらうとはっきりした効果が見られることもあります。

そんなわけで、「ステロイドは恐ろしい薬だからどんなことがあっても使わない」などとは思わない方がよいと思います。

そうはいっても、皮膚病は生命に関わる病気ではないからステロイドを使わないで治療すべきだという考え方もあるでしょう。でも、重いアトピー性皮膚炎の子どもは相当つらいだろうと思います。

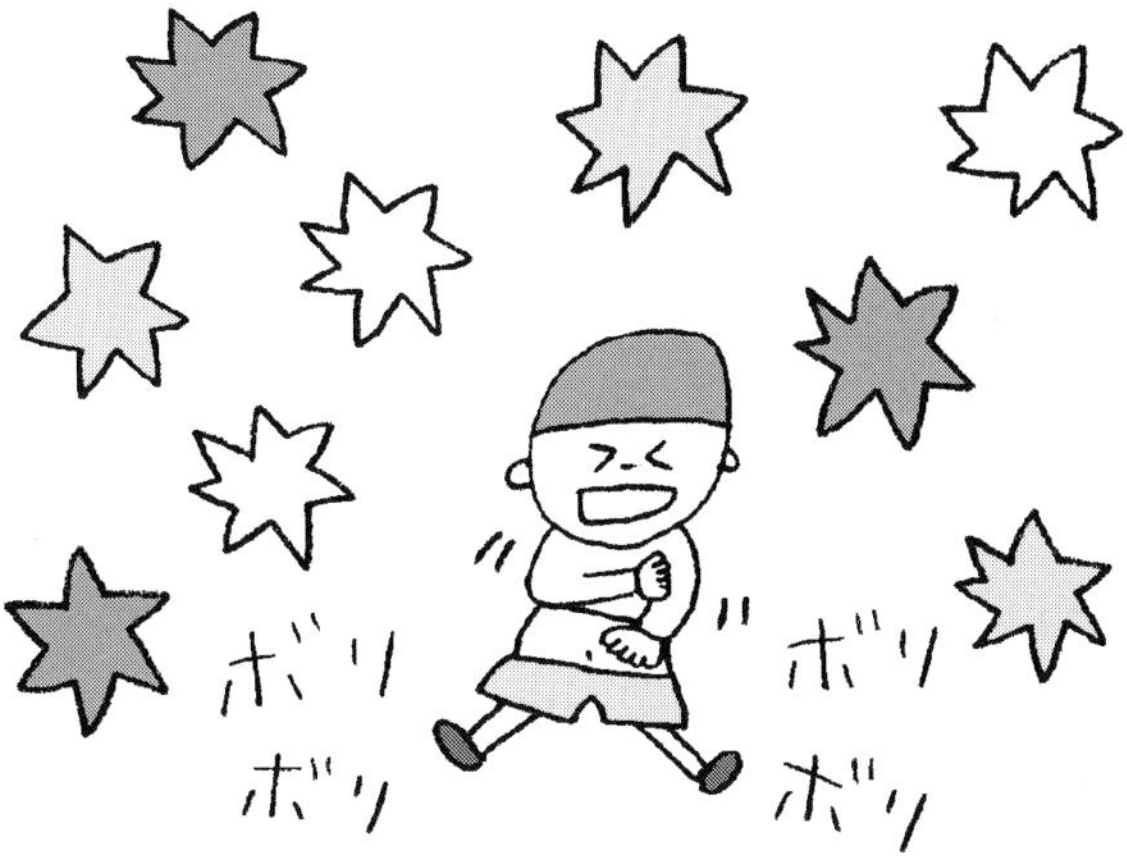

かゆみはつらいもの

かゆみというのはかなりつらいもので、ぼく自身はじんま疹にしかなったことがありませんが、じんま疹が毎日出ていた3ヵ月ほどはかなりの苦痛でした。仕事の能率が大分低下しましたし、家族にも当たりちらしたりして迷惑をかけました。ですから診察中もずっとからだのどこかをかき続けているような子どもを見ると同情してしまいます。

しかし子どもには自分の治療方法を決定する権利が与えられていないので、親が「ステロイドを使わないで我慢させよう」と決めればそれに従って我慢するしかありません。とはいえ、我慢すること自体かなりのストレスになるはずで、そのストレスは皮膚の状態を悪化させる方向に働くのではないかと思うのです。

ぼくとしては、ステロイドはひどい時だけなるべく弱いものをなるべく短期間使うということを原則にした上で使ってよいのではないかと思っています。

しかし、使うからにはステロイドについての知識をもっていることが大事だと思いますので、少し説明しておきます。

強力なステロイドは使わない

まず、ステロイドのぬり薬といってもとても多くの種類があることを知っておいて下さい。そして、その中には非常に強力なものもあれば、おだやかな性質のものもあることも覚えておいて下さい。

では、ステロイドのぬり薬を強力なものから弱いものへ順に並べてみましょう。すべて代表的な商品名を挙げてみます。

[ストロンゲスト（もっとも強力）]

デルモベート、ダイアコート、ジフラール

[ベリーストロング（かなり強力）]

フルメタ、アンテベート、トプシム、リンデロン-DP、マイザー、ビスダーム、テクスメテン、ネリゾナ、パンデル

［ストロング（やや強力）］

エクラー、メサデルム、ボアラ、アドコルチン、ベトネベート、リンデロン-V、プロパデルム、フルコート

［ミディアム（中間的な強さ）］

リドメックス、レダコート、ケナコルト-A、アルメタ、キンダベート、ロコイド

［ウィーク（弱い）］

プレドニゾロン

これらのうち、「ストロング」以上のものは子どもでは使わないようにしたいものです。

短期間ステロイドを使用すればおさまって、その後再発する恐れのないような皮膚病（たとえばウルシかぶれなど）にはストロング以上のものを短期間使ってもよいと思います。

しかし、アトピー性皮膚炎のような長い期間にわたって治療する必要がある病気の場合

は、「ミディアム」か「ウィーク」の製品から選んで使うべきだと思います。そして軽くなったらステロイド以外の保湿剤や亜鉛華《あえんか》軟膏（223ページでくわしく説明します）などに変え、ステロイドを続けて使う期間をなるべく短くしたいものです。

アトピー性皮膚炎の治療については日本皮膚科学会がガイドラインを作っています。その内容を紹介してみましょう。

まず、ぬり薬をぬる回数は1日2回で朝と夜の入浴後としています。ステロイドから他のぬり薬に変える時はぬる回数を1日1回にしたり1日おきにしたり、一気にやめないやり方で徐々に変えるようにといっています。

また成人にベリーストロングクラスのステロイドを1日5ｇから10ｇ、3ヵ月間使い続けても大した副作用は出ないとしています。そして成人の場合、重症にはベリーストロングかストロング、中等症ならストロングかミディアム、軽症にはミディアム以下のステロイドを使うことをすすめています。

子どもの場合、これより1ランク低いステロイドを使うようにいっていますから、重症ならストロングかミディアム、中等症ならミディアム以下ということになりますが、ぼくはやはり重症でもミディアム以下でがんばるべきと思います。

2 非ステロイド系抗炎症剤

ステロイドは強力な〝炎症をおさえる力〟を持つ薬ですが、副作用もあるのでできれば使わないですませたい薬だということをここまでにお話ししてきました。使うとしても慎重に使うべき薬でしたね。

そこで、炎症をおさえる力を持っていてステロイドに属さない薬がいろいろ開発されました。それらはまとめて非ステロイド系抗炎症剤と呼ばれます。

ぼくもアトピー性皮膚炎の子どもに、ステロイドをなるべく使わず、かわりに非ステロイド系抗炎症剤のぬり薬を使うようにしてきました。

しかしこの非ステロイド系抗炎症剤に関しては、長期間使っているとかえって湿疹をひどくしてしまうことが少なくないと以前からいわれてきました。長期間使っていると、皮膚が非ステロイド系抗炎症剤に抵抗して一種のかぶれ現象を起こしてしまうのです。そんなわけで最近この系統のぬり薬はあまり使われなくなってきています。短期間使うのはよいのですが、長期間にわたって使うのはおすすめできません。

商品名としてはアンダーム軟膏、コンベック軟膏、サリベドール軟膏などがあります。

3 保湿剤

アトピー性皮膚炎の子どもの場合、皮膚が異常に乾燥していることが多く、そのためかゆみを生じてひどくかくために、湿疹を悪化させているともいわれます。それでなるべくかかせないように強く指導する医者もいますが、かゆいのを我慢することは強いストレスになり、そのストレスは湿疹を悪化させるので好きなだけかかせた方がいいという医者がこのところ多くなりました。

皮膚の乾燥状態を改善すればかゆみも減るだろうということで、保湿剤が多く使われています。保湿剤としてはワセリン類とヘパリン類似物質といわれる製剤が主に使われています。

ワセリンは白色ワセリンやプロペト、プラスチベースといった商品名の製剤が使われ、ヘパリン類似物質としてはヒルドイドという商品名のものが多く使われています。ヒルドイドは軟膏の他、液体製剤（ローション）もあります。

ワセリンは、けがの時にぬる薬として万能といってよく、保湿剤としても使いやすい薬です。

ただ、保湿剤を使いすぎると皮膚の持っている保湿機能が低下することがあるので、あまり使わない方がよいという意見もあります。

皮膚自身、保湿する作用をもっているのですが、保湿剤を使っていると「保湿は保湿剤に任せればいいや」ということになって保湿の働きをさぼってしまうというのです。

保湿剤なら安全だから長期に使ってもいいとぼくも思ってきましたが、安易に保湿剤に頼るべきではないのだなとこのところ思っています。

なお、保湿剤としてケラチナミン、ウレパールといった尿素製剤と呼ばれるものがありますが、皮膚への刺激が強く、子どもが「チクチクするからいやだ」ということが多いので、子どもには使わない方がよいと思います。

❹ 亜鉛華軟膏

亜鉛華《あえんか》軟膏は、ぼくが医者になった頃も使われていましたし、もっとさかのぼれば、ぼくの父も開業医として使っていた、本当に古くからある薬です。

昔、顔じゅうに湿疹ができた赤ちゃんは、リント布という布にべったりと亜鉛華軟膏を塗りお面のように顔に貼りつけていたものでした。それだけでけっこうよくなっていたようです。

この亜鉛華軟膏が今はサトウザルベという商品名で広く使われています。サトウザルベはとても使いやすく副作用もほとんどなく、軽い炎症をおさえる効果だけのようなのに広く湿疹一般に効きます。

アトピー性皮膚炎の場合、ぬり薬としてはこれだけで自然によくなるのを待ち、うんとひどい時に短期間ステロイドを使うという治療でよいのではないかと思います。

また、たとえばおむつかぶれの場合、ふつうはサトウザルベをぬるだけでよく、ひどくなってまっ赤になり、テカテカしているような時は抗真菌剤を使うというふうに2種類のぬり薬だけで対応できます。赤くてテカテカしている時はカンジダというカビが原因になっていることが多いので、抗真菌剤（カビは専門用語では真菌といいます）を使うのです。

抗真菌剤もたくさんありますが、カンジダによるおむつかぶれに使われるものを商品名で列挙しておきます。

ラミシール、アスタット、マイコスポール、ニゾラール。

夜尿症の薬

おねしょの治療はいつ始める？

おねしょの相談というのも小児科医がよく経験するものです。しかし、「この年齢でおねしょをしていたら治療すべき」というはっきりした基準があるわけではありません。小児科医がそれぞれおねしょについての考え方をもっていて、それに従って対応しているのだろうと思います。

一応、おねしょは次のように定義されています。「5～6歳の子どもの場合は月に2回以上、7歳以上の子どもの場合は月に1回以上、おねしょをするものを夜尿症とする」しかし、おねしょをしている子どもはかなり多く、5歳ですと男の子の7％、女の子の3％、10歳では男の子の3％、女の子の2％に見られるのです。

5歳以降でも1年間に10人に1人が自然におねしょをしなくなっていくのですから、どの年齢で治療を始めるのかはむずかしいのですが、ぼくは小学校で宿泊学習のような集団でのお泊まりがある前に治療を始めるといった方法がよいのではないかと思っています。

おねしょの薬は抗うつ剤

治療法は、欧米では夜尿アラームというおねしょをしたらアラームが鳴る装置を使うのが一般的だそうですが、日本ではもっぱら薬による治療が行われています。

薬としてよく使われるのは、イミプラミンという抗うつ剤です。抗うつ剤というのはうつ病の治療薬なので、イミプラミンを子どもに処方されたお母さんが「え、うちの子どものおねしょはうつ病のせいだったの」とびっくりすることがあります。

イミプラミンはうつ病だから処方されたのではありません。イミプラミンはうつ病に効くほかに、尿を膀胱《ぼうこう》に長い間ためておく作用もあるので、おねしょの治療に使われるのです。有効率は80％くらいといわれていますが、ぼくの経験では50％くらいのような気がします。

不眠などが起こることはありますが頻度としては少なく、副作用は心配しなくてよい薬です。２週間飲んで効果が見られない時はそれ以上続けても無効のことが多いようです。有効な2～3ヵ月続けてやめるのがよいといわれています。イミプラミンの商品名はトフラニール、イミドールです。

イミプラミンに似た薬で、同じく抗うつ剤のアミトリプチリンもおねしょの治療に使わ

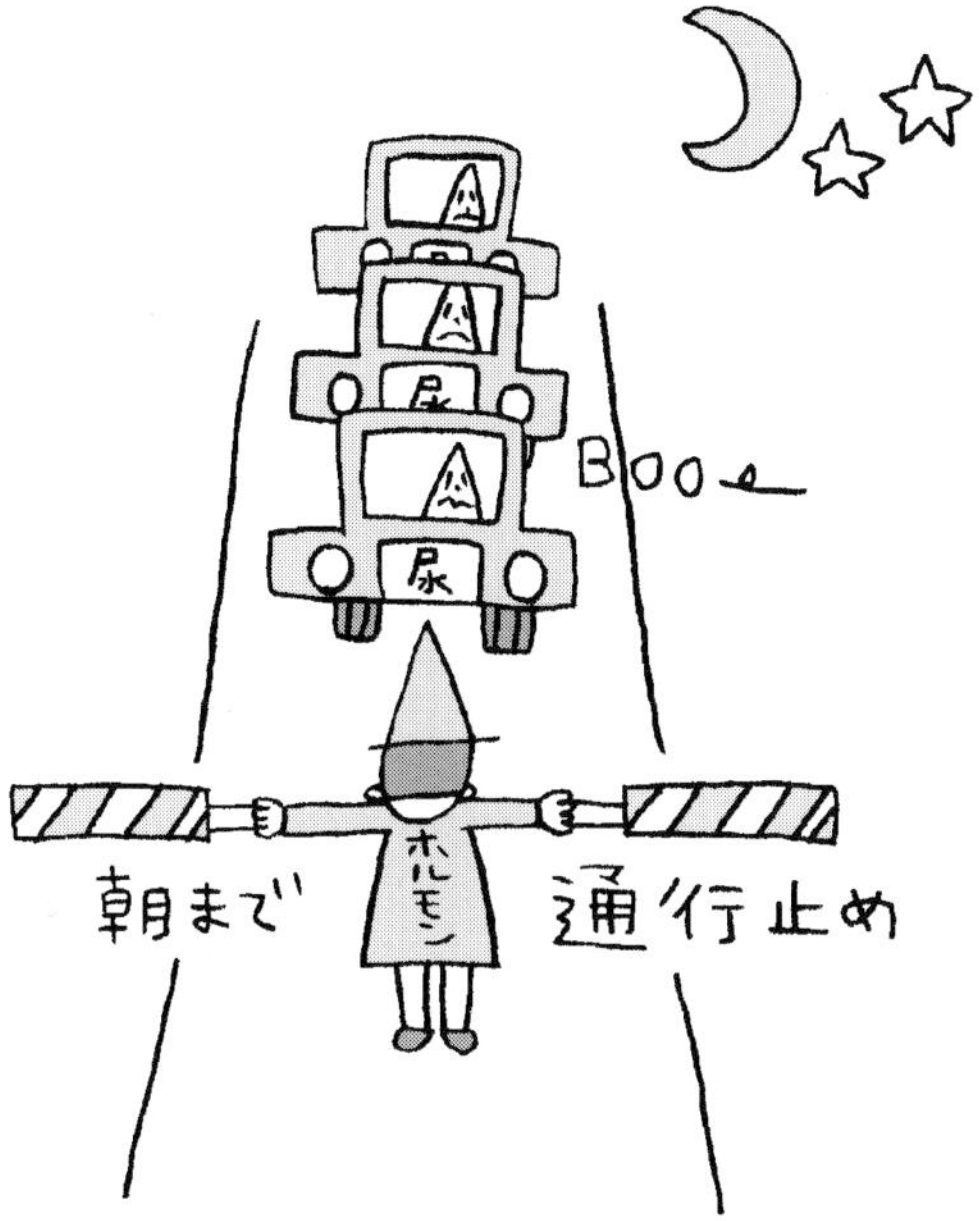

夜はホルモンがおしっこを止めてくれる

れます。アミトリプチリンの商品名はトリプタノール、アミプリン、ノーマルンです。

抗うつ剤以外に、デスモプレシンというホルモンも使われます。ぼくたちの多くが夜はトイレへ行かなくてすむのは、夜の間は尿を作らないで止めておくホルモンが脳の下垂体というところから出てくるからです。おねしょをする子どもは成長してもなかなかこのホルモンが出てこないのです。つまり背の伸びるのが遅いのと同じことなのです。

それでこのホルモンを外か

ら入れてやろうという治療法が工夫されたわけです。抗利尿ホルモンであるデスモプレシンを液体にして鼻へ点鼻します。

デスモプレシンは抗うつ剤が効かない8歳以上の子どもで、寝入りばなにおねしょをするタイプの子どもに使います。このホルモンは口から飲むと胃酸で分解され効力がなくなるので点鼻します。副作用は全くないといってよいくらいないようです。本人がもう大丈夫と自信がついたらやめるのがよいでしょうが、やめる時期はやはり主治医に決めてもらうことになります。

この章のまとめ

【胃腸の病気】

✚下痢には下痢止めよりも乳酸菌製剤が効果的

✚吐く病気の大半に薬は必要ないが、嘔吐がひどい場合は経口補水液で脱水状態を防ぐ

✚吐き気止めは子どもには使わない方がよい

✚便秘のとき、お腹のマッサージなどをしても効果がない場合には浣腸をしたり下剤を使用してもよい

【ぜんそく】

✚ぜんそくの治療は、〝発作の抑制〟と〝体質改善的な長期管理〟の２本立て

✚ぜんそくの薬は、効果・副作用の両面からみて、吸入治療を中心にするのがよい。気管支を拡げるβ_2刺激薬、抗アレルギー薬のＤＳＣＧのほか、ステロイド薬などが使われる

【アトピー性皮膚炎】

✚ステロイドのぬり薬は、慎重に使うなら使ってもよいが、強力なものはさける

✚保湿剤は安全だが、使いすぎると皮膚の保湿機能が低下する可能性がある

✚安全で効果も穏やかな亜鉛華軟膏（サトウザルベ）をうまく使うのがよい

【夜尿症】

✚おねしょの治療が必要な年齢の基準はない

✚おねしょの治療によく使われる薬は抗うつ剤のイミプラミンで、副作用の心配は少ない

あとがき

「薬について一冊書いてほしい」と出版社から言われたことはこれまでも何度かありました。そのたびに「それは無理」と断ってきたのですが、今回、講談社の嘉山さんに強力に押し込まれ、土俵を割ってしまいました。その結果できたのがこの本です。

これまでなぜ断ってきたかというと、理由はいくつかあります。

まず、日本では気が遠くなるほどたくさんの薬が使われていて、ぼくが使ったことのない薬、知らない薬がいっぱいあるのです。

ぼくは自分が実際に経験したことについてしか書けない性格なので、ぼくのような開業医のところでは診療をしないような重い病気や慢性の病気、あるいは専門医に任せなければならない病気については書けません。するとそうした病気に使われる薬についてもふれられず、「この本にのっていない薬がたくさんある」と読者のみなさんからお叱りを受ける結果になりそうです。

また日本では新しい薬がどんどん作られ、この文章を書いている今日だって新しい薬が売り出されている可能性があり、そういう新しいものは当然この本にのせられません。それに、ぼくがおすすめしたいよい薬でも、製薬会社が「売れ行きが落ちた」という理由で製造中止にしてしまうこともあります。ですからこの本にのっていない新薬、のっているのに製造されなくなっている薬などが当然あるはずで、このことでも読者のみなさんからお叱りを受ける覚悟をせねばなりません。

さらに、評価不能の薬がたくさんあります。日本では本当に効くのかどうかはっきりしない薬が山ほど出回っています。欧米では新しい薬を発売する際の認可がかなり厳しいようで、効き目のはっきりしない薬は市場に出回らないようです。また、新しい薬の効き目について評価する機関があって、厳しく評価をします。ぼくはそうした評価がのっている英文の雑誌を購入し、そこに書かれていることを参考にして新しい薬を使うか使わないかを決めています。

日本の場合、はっきり言って製薬会社と医者・医学者とは癒着しています。医者が開く勉強会は、小さい規模のものでもほとんどすべて製薬会社がスポンサーになっているのです。そして勉強会の後には製薬会社が新薬の紹介をするのが通例です。

こういう状況ですから、医者・医学者は製薬会社のちょうちん持ちの役をすることが多く、医学者の「新薬は画期的なもの」などという発言を信用することができないのです。

昔からずっと使われている薬にも、効果のはっきりしないものがたくさんあるのですが、医者の側が「効かないのではないか」と言い出したりしないものですからそのまま使われています。

このような状況を考慮して「効く」というデータがはっきりしないものはとりあげないことにすると、やはり読者のみなさんから「○○という薬がのっていない」と文句がきそうです。

以上のような理由で薬についての本を書くのには抵抗がありました。しかし一方で、書かないですますわけにもいかないなあという気持ちも絶えずあったのです。そんな隙をつかれて、とうとう書くことになったのがこの本です。

やはり、一般によく使われている薬で、ここでとりあげない薬がいくつか出てきました。たとえば、抗アレルギー薬といわれる薬は山ほど出ていますが、かゆみなどの症状をおさえる効果はあるにしても、よく宣伝されるような体質改善効果はないと思われ、ぼくはほとんど使わないので、この本ではほんの少し説明するにとどめました。ですから、とりあげていない抗アレルギー薬はたくさんあります。耳鼻科ではムコダインという薬が頻用されていますが、ぼくは効果のない薬だと思っているのでとりあげていません。

そんなわけで、少し変わった「薬の本」ができあがりました。本を書くことは必然的に勉強をすることになるので、今回もずいぶん勉強をしました。こんなに勉強させてもらうことになったのは、講談社の嘉山恭子さんのおかげです。これを書き上げるのにとても長い時間がかかりましたが、嘉山さんは忍耐強く待ってもくれました。ありがとうございました。

山田　真

<table>
<tr><td rowspan="9">細菌</td><td rowspan="4">グラム
陽性菌</td><td rowspan="3">グラム
陽性球菌</td><td>ブドウ球菌</td><td>黄色ブドウ球菌
メチシリン耐性黄色ブドウ
球菌（MRSA）　など</td></tr>
<tr><td>連鎖球菌</td><td>溶連菌（化膿連鎖球菌）
肺炎連鎖球菌
緑色連鎖球菌　など</td></tr>
<tr><td>腸球菌　など</td><td></td></tr>
<tr><td>グラム
陽性桿菌</td><td></td><td>ジフテリア菌
破傷風菌
ボツリヌス菌　など</td></tr>
<tr><td rowspan="5">グラム
陰性菌</td><td>グラム
陰性球菌</td><td></td><td>髄膜炎菌
淋菌　など</td></tr>
<tr><td rowspan="3">グラム
陰性桿菌</td><td>腸内細菌科</td><td>（病原性）大腸菌
サルモネラ
赤痢菌
エルシニア
エンテロバクター
セラチア　など</td></tr>
<tr><td>ビブリオ科</td><td>コレラ菌
腸炎ビブリオ
エロモナス　など</td></tr>
<tr><td></td><td>百日咳菌
インフルエンザ菌</td></tr>
<tr><td>らせん菌</td><td>カンピロバクター
ヘリコバクター
など</td><td>ピロリ菌　など</td></tr>
</table>

付録1　細菌の分類

細菌の名称	引き起こす病気の例
黄色ブドウ球菌	とびひ、おでき
MRSA	とびひ
溶連菌	溶連菌感染症（しょう紅熱）、 とびひ、咽頭炎、扁桃炎
肺炎連鎖球菌	肺炎
緑色連鎖球菌	むし歯
病原性大腸菌	下痢、食中毒
サルモネラ	食中毒、胃腸炎
腸炎ビブリオ	食中毒
ジフテリア菌	ジフテリア
破傷風菌	破傷風
ボツリヌス菌	食中毒、乳児ボツリヌス中毒
百日咳菌	百日咳
インフルエンザ菌	副鼻腔炎、中耳炎、細菌性髄膜炎
カンピロバクター	食中毒、細菌性下痢
ピロリ菌	胃潰瘍、慢性胃炎

付録2　細菌と感染症

●ま・や行

●ら・わ行

●た行

●な行

●は行

さくいん

＊薬(一般名、商品名)と、もくじに出ていない病気を中心にまとめてあります。

●あ行

●か行

●さ行

子《こ》どもに薬《くすり》を飲《の》ませる前《まえ》に読《よ》む本《ほん》　健康ライブラリースペシャル

2010年10月８日　第１刷発行
2018年３月26日　第４刷発行

著　者	山田 真（やまだ・まこと）
発行者	渡瀬昌彦
発行所	株式会社講談社 東京都文京区音羽二丁目 12－21 郵便番号 112－8001 電　話　編集　03－5395－3560 販売　03－5395－4415 業務　03－5395－3615
印刷所	慶昌堂印刷株式会社
製本所	株式会社若林製本工場

N.D.C. 490 238p 19 cm

ISBN978-4-06-259294-9